Un milione di cosa da chiedere ad un neuroscienziato – il cervello in modo semplice

"Mi è piaciuto molto ... Per chiunque sia interessato alle basi della neuroscienza ed è pieno di domande su come funziona questo super organo e su come controlla il corpo umano, questa è una lettura affascinante ... Complessi meccanismi di neuroscienze sono spiegati con esempi di vita quotidiana ... È quasi come essere in un'aula con un insegnante straordinario che porta la materia a casa... Questo libro è emozionante, è letteralmente cibo per la mente."

- Aneesha Shewani, Reedsy Discovery

"Mi ha fatto ridere un sacco... Sono il primo ad ammettere che non ho una mente scientifica, e normalmente mi sottraggo a tutto ciò che sa di scienza. Ma il Dr. Tranter spiega le cose in un modo semplice e comprensibile anche per uno che non è un amante della scienza (come me)... Ha alcuni commenti che mi hanno fatto letteralmente ridere ad alta voce. Il segmento "Gli X-files delle neuroscienze" è ancora più intrigante del segmento domanda /risposta."

- Long and Short Reviews

"Affascinante... Mi piace la scelta degli argomenti. Non sono troppo eccentrici e ruotano intorno alle cose quotidiane: sogni- "cervello ghiacciato", dipendenza, bilinguismo, per esempio ... È abbastanza facile da capire e semplice che anche uno come me può facilmente seguire la narrazione. L'ultima parte, "dove stiamo andando", è affascinante."

- Viviana-MacKade Reviews

"Una lettura sorprendentemente divertente e coinvolgente ... Il libro è sia concreto che pieno di umorismo mentre spiega in termini semplici come funzionano i nostri cervelli. Un milione di cosa da chiedere ad un neuroscienziato è un libro perfetto per lo scienziato in erba dentro di te ma anche per un lettore semplicemente curioso... Tutti troveranno questo libro interessante e deliziosamente pieno di strani fatti sul nostro cervello."

- Hurn Publications

"Dai un'occhiata a questo libro... All'interno delle sue pagine sarai intrattenuto e informato. I lettori imparano a conoscere cose comuni e altre non comuni in modo abile... Quindi, se vuoi imparare se è possibile aumentare il tuo QI, come essere multitasking in modo efficace, cosa causa depressione e le risposte ad altre interessanti domande, dai un'occhiata a questo libro."

- Travel The Ages

Un Milione Di Cose Da Chiedere Ad Un Neuroscienziato

Un Milione Di Cose Da Chiedere Ad Un Neuroscienziato

Il cervello in modo semplice

Mike Tranter PhD

Copertine design: Madeeha Shaikh (DezignManiac)

Editore: Selena Class (Inglese)

Tradotto da: Eluisa Perna PhD

Editore: Raffaella Di Lorenzo, PhD (Italiana)

ISBN 979-8-9873665-1-6 (paperback)

www.aNeuroRevolution.com

1 2 3 4 5 6 7 8 9 10

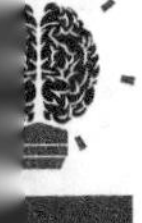

INDICI

PREFAZIONE

1. CHIEDI AD UN NEUROSCIENZIATO

2. GLI X-FILES DELLE NEUROSCIENZE

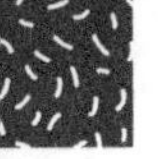

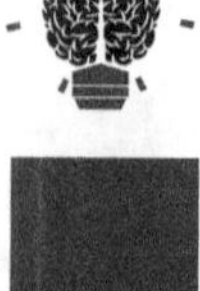

INDICI

3. IL FUTURO DELLE NEUROSCIENZE

4. GIU' NELLA TANA DEL BIANCONIGLIO

5. DONNE IN STEM

PER CONCLUDERE

RINGRAZIAMENTI

GLOSSARIO

REFERENZE

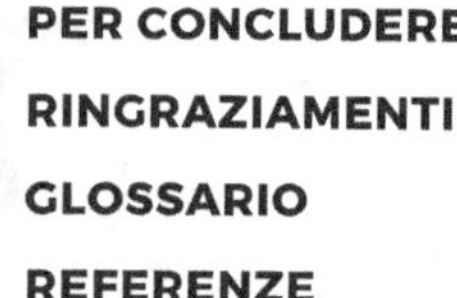
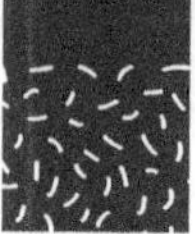

PREFAZIONE

Ok, mi hai beccato. In realtà non ci sono un milione di domande in questo libro, ma la *possibilità* di fare un milione di domande c'è. Questo è quello che amo della scienza: puoi sempre chiedere qualcosa di nuovo. Anche se studi gli stessi vecchi problemi, puoi essere tu a scoprire qualcosa di nuovo. Quella scintilla, quella eccitazione e curiosità di trovare una risposta senza motivi precisi se non la consapevolezza che la risposta sia lì per essere scoperta, è questo che rende uno scienziato grande. Semplicemente comprando questo libro e sfidando te stesso a conoscere il cervello, hai mostrato la stessa curiosità. Non c'è bisogno di essere uno scienziato nerd in un laboratorio come me per trovare quella scintilla di gioia, quell'eccitazione per la novità e la curiosità di trovare le risposte. La curiosità è un tratto fondamentale dell'essere umano che troverà libero sfogo in questo libro.

Passo la maggior parte del mio tempo in laboratorio a fare ricerche su come funziona il cervello. Trovo un enorme senso di gioia in quello che faccio, ma parlare con le persone del cervello e del perché fa le cose che fa mi porta la gioia più grande. Questo è il mio primo libro, ed è stato veramente divertente da scrivere. Interagire con persone provenienti da tutto il mondo che sono curiose riguardo la scienza mi ha riempito di genuina eccitazione e stupore, che spero di aver trasmesso in tutti i capitoli seguenti.

Quando ho deciso di scrivere questo libro, volevo che fosse guidato dalle idee che scatenano il senso di meraviglia nelle persone. Per questo motivo ho chiesto a gente di tutto il mondo di presentare le loro domande più interessanti sul cervello – tutto quello che hanno sempre voluto sapere ma non hanno mai avuto l'opportunità di chiedere. Sono rimasto sorpreso e onorato dalla quantità di sostegno e interesse che la gente ha dimostrato. La risposta ha superato anche le mie più alte aspettative e mi ha permesso di guardare alla scienza da una prospettiva diversa. Apprendere ciò che altre persone trovano affascinante sul cervello, e il loro interesse per le neuroscienze, mi ha ispirato durante la stesura di questo libro. È stato un processo impegnativo selezionare le domande migliori da includere in questo libro. Ad alcune è stata riservata una intera sezione, mentre altre sono incluse nel corpo del testo in modo da adattare il contenuto alle domande. L' entusiasmo è stato così grande che ho ampliato il libro con capitoli aggiuntivi progettati per permettere una sbirciatina in altre aree delle neuroscienze, dal punto di vista di chi effettivamente fa ricerca cosa che poche persone al di fuori del laboratorio possono davvero sapere.

Esploreremo come i neuroscienziati stanno usando la nostra attuale comprensione del cervello per creare un mondo nuovo e futuristico per l'umanità che potrebbe quasi essere uscito da un romanzo di fantascienza. Sveleremo il funzionamento del cervello e vi mostrerò cosa succede quando non funziona come dovrebbe, esploreremo anche come la scienza sia presente in così tante sfaccettature diverse della nostra vita.

Il capitolo finale, scritto da Jodi Barnard, è dedicato alle donne che studiano e lavorano in STEM (scienza, tecnologia, ingegneria e matematica). È stato importante per me aggiungere questo capitolo avendo visto in prima persona, e tramite amici e colleghi, alcune delle sfide che le donne devono affrontare quando si affermano nel mondo scientifico, non solo nella ricerca, ma in tutti i campi. Sono incredibilmente orgoglioso e fortunato di avere questo capitolo extra scritto da Jodi, una promettente donna che lavora in STEM, che ha deciso di condividere la sua prospettiva. Spero che la sua storia incoraggi e ispiri a superare i propri limiti e a non smettere mai di imparare.

Grazie ancora per il tuo sostegno e per aver scelto il mio libro. Ora andiamo avanti, perché come dico sempre......

La scienza non dorme mai!

Introduzione

Uno sguardo nel cervello

Cos'è il cervello? È proprio quella cosa rosa e molliccia nella nostra testa che ci aiuta a comunicare, ad imparare cose nuove, che ci tiene svegli di notte preoccupati per quella battuta imbarazzante che abbiamo detto una settimana fa, che fa... beh, fa quasi tutto, ma cos'è esattamente?

Il cervello è il centro di controllo di tutto quello che fa il nostro corpo, e la maggior parte di queste cose non è neanche sottoposta al controllo della nostra mente cosciente, quindi non dobbiamo nemmeno pensarci. Non controlliamo consapevolmente quando abbiamo fame o siamo stanchi, quando cambiare la pressione sanguigna o la frequenza cardiaca, e certamente non decidiamo di provare dolore quando, per esempio, ci tagliamo un dito del piede. Il cervello fa tutto questo e molto di più ogni secondo della giornata, anche quando dormiamo.

Il neurone

Senza entrare troppo nei dettagli per ora (non voglio spaventarti), parliamo di ciò di cui è effettivamente fatto il nostro cervello. Probabilmente sapete che il cervello è costituito da cellule cerebrali, chiamate *neuroni*. Queste sono le cellule che inviano segnali (chiamati *potenziali d'azione*) in tutto il cervello e si connettono con altre cellule cerebrali in una rete straordinariamente complessa e in continua evoluzione. Si stima che nel cervello esistano 88 miliardi di neuroni, ognuno dei quali può avere migliaia o decine di migliaia di terminazioni, che *formano sinapsi* quando sono collegate ad altri neuroni.

Impressionato? Beh, che succede se ti dico che alcuni di questi neuroni possono inviare potenziali d'azione a quasi 300 miglia all'ora? Più veloce di un'auto di Formula 1! Un tipico neurone, come quello nel disegno qui sotto, è costituito da un corpo cellulare contenente il nucleo (contiene il DNA e mette a punto le istruzioni), un assone (la ferrovia lungo la quale viaggia il treno dei segnali), i dendriti (che sono come ferrovie più piccole che vanno in luoghi specifici) e la sinapsi (come un ponte levatoio medioevale alzato davanti a cui il treno si ferma e i segnali vengono lanciati oltre il fossato). Questo è quanto! Questo è tutto quello che c'è in una cellula cerebrale, e ora che conosci tutto di una delle più importanti cellule del nostro corpo puoi ufficialmente considerarti un neuroscienziato.

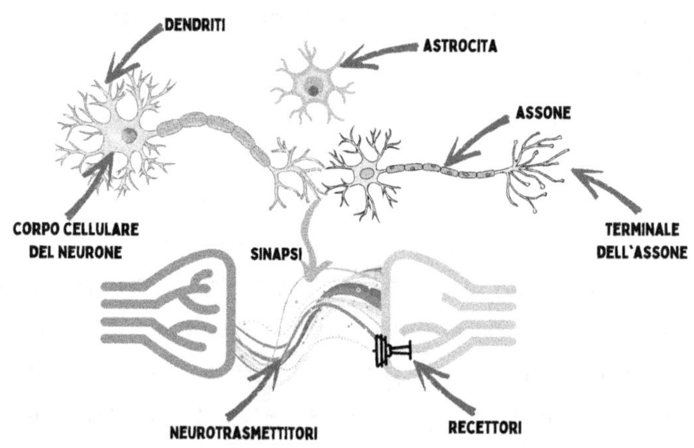

I dendriti formano connessioni con gli altri neuroni. Queste connessioni, si traducono in una sinapsi in cui vengono rilasciati i neurotrasmettitori. Gli assoni possono anche essere rivestiti in mielina per far viaggiare i segnali elettrici in modo più efficiente.

NEUROTRASMETTITORI

I *neurotrasmettitori vengono* rilasciati a livello delle sinapsi. Si tratta di sostanze chimiche che fungono da messaggio: "trasmettono" un segnale tra neuroni. Poiché la sinapsi è essenzialmente solo uno spazio tra i neuroni, c'è bisogno di un modo per inviare messaggi, e per questo motivo vengono rilasciati i neurotrasmettitori. Quando un potenziale d'azione viaggia lungo un neurone e arriva alla fine il segnale causa il rilascio di un neurotrasmettitore. Quando un secondo neurone lo riceve (legandosi a recettori specializzati che 'catturano' il neurotrasmettitore), il neurone porta avanti il segnale come un corridore di staffetta che consegna il testimone. Questi segnali, che non sono altro che messaggi elettrici codificati, danno istruzioni al nostro cervello. Queste istruzioni potrebbero essere ricordare, ridere ad uno scherzo o addormentarsi, veramente qualsiasi cosa.

Potresti aver già sentito parlare di alcuni neurotrasmettitori, come serotonina, dopamina, noradren-alina (norepinefrina) e glutammato. Fondament-almente questi neurotrasmettitori rappresentano il linguaggio del cervello. Alcuni neuroni parlano la lingua della dopamina e alcuni quello della serotonina. È un modo per il nostro cervello di parlare in maniera specifica con le aree che vuole, come per esempio le parti che parlano la lingua della dopamina, piuttosto che lasciare che l'intero cervello senta tutti i messaggi, cosa che lo confonderebbe solamente.

ALTRE CELLULE DEL CERVELLO

Quando gli scienziati dicono che il cervello è composto da neuroni, in realtà raccontano una piccola bugia: il cervello è infatti formato anche da altri tipi di cellule come *le cellule gliali*. Il cervello ha quasi 10 volte più cellule gliali che neuroni. Il termine cellula gliale è un termine generico per alcune cellule specializzate. Ad esempio, le cellule microgliali agiscono come il sistema immunitario del nostro cervello visto che le nostre normali cellule immunitarie e i nostri anticorpi, sarebbero troppo distruttivi se lasciati liberi nel cervello. Le cellule gliali si possono sviluppare in un tipo di cellula specializzata chiamato *astrocita*. Circa il 25-50% del nostro cervello è composto di astrociti, il che significa che ne abbiamo fino a cinque volte di più dei neuroni. Gli astrociti sono cellule di supporto che galleggiano accanto ai neuroni e aiutano i neuroni in ogni modo possibile. Oltre a questo, fanno anche molte cose per sé stessi, come creare una struttura tra le cellule, assorbire e rilasciare neurotrasmettitori proprio come fa la sinapsi e promuovere la formazione di una barriera chiamata *barriera emato-encefalica*. Altre cellule includono *le cellule ependimali*, che creano liquido cerebrospinale (CSF, acronimo dall'inglese cerebrospinal fluid) responsabile di proteggere il cervello e rimuove i prodotti di scarto, e *gli oligodendrociti*, un tipo di cellula che ricoprire l'assone di un neurone con *mielina* per aiutarlo a trasmettere meglio i segnali. Non c'è bisogno di sapere troppo su di loro per ora. Ne parleremo ancora più tardi, ma questo dà una buona idea che c'è molto di più della tipica cellula cerebrale nel vostro cervello.

LA BARRIERA EMATO-ENCEFALICA

Se leggete del cervello, vedrete spesso persone parlare della barriera emato-encefalica, o BEE. In breve, nel nostro corpo, il sangue è il sistema di trasporto per tutte le cose. I vasi sanguigni agiscono come il sistema stradale tramite cui viaggiamo ogni giorno. Proprio come le strade, nel nostro sangue ci sono trasporti di tutti i tipi, auto (globuli rossi), servizi di emergenza (le cellule immunitarie), camion di cibo (particelle alimentari, grassi, proteine, zuccheri, ecc.) e criminali in fuga (batteri, virus). Il cervello è troppo importante per essere coinvolto in tutta questa azione, quindi si forma una barriera tra l'apporto di sangue per il resto del nostro corpo e quello specifico per il cervello. Ossigeno, glucosio e globuli rossi attraversano questa barriera facilmente; ma batteri, cellule immunitarie e più o meno tutto il resto, non lo fanno (anche se ci sono momenti in cui questo non avviene, il che è una cattiva notizia per la nostra salute). La BEE è un ostacolo che noi, come scienziati, dobbiamo superare (letteralmente) quando vogliamo creare farmaci che agiscano sul cervello. Per quanto questa barriera sia fantastica nel proteggere il cervello, essa crea problemi nell'ideazione di farmaci che possano attraversarla.

MATERIA BIANCA E MATERIA GRIGIA

Tutte le cellule descritte in precedenza sono raggruppate nella *materia bianca* o *grigia*. Sono chiamate in questo modo perché c'è una sottile differenza di colore tra loro, sembrando una più grigiastra dell'altra. La materia bianca si trova all'interno del midollo spinale e nei livelli più profondi del cervello. È costituita dai lunghi assoni dei neuroni rivestiti da una sostanza grassa chiamata mielina, - da cui dipende il suo colore bianco, che aiuta ad isolare le cellule. La materia bianca contiene anche molti astrociti.

La materia grigia si trova prevalentemente negli strati esterni del cervello e nel cervelletto. Contiene i corpi cellulari dei neuroni, i dendriti, molte cellule gliali e vasi sanguigni più piccoli chiamati capillari. La materia grigia è il centro di controllo dei neuroni e da dove proviene l'intelligenza. Sebbene la materia bianca e la materia grigia possano essere riconosciute in base alle regioni del cervello e del midollo spinale in cui le troviamo, ci sono anche delle sovrapposizioni, il che significa che è possibile trovare corpi cellulari e cellule gliali anche nella materia bianca.

Questo è ciò di cui sono fatti i nostri cervelli. Ora lo sai. Tienilo a mente quando qualcuno vi dice che il cervello è un muscolo – ora puoi dirgli quanto si sbagliano e spiegare cos'è veramente il cervello.

DIVERSE REGIONI DEL CERVELLO

Tutte queste strutture e cellule di cui abbiamo appena parlato sono organizzate in modo molto sofisticato. Il nostro cervello ama organizzarsi e ciò ha generato un sistema di compartimentazione che ha impiegato milioni di anni per svilupparsi. Ciò significa che sebbene il cervello funzioni generalmente come un "cervello intero" *ci sono regioni* (chiamate *lobi)* specializzate in compiti specifici. Il cervello è composto da quattro lobi principali (più l'insula minore e i lobi limbici). Ognuno di loro ha il proprio compito prima di connettersi con altre regioni per condividere le responsabilità. Sebbene possano essere divisi in regioni più piccole (circa 180), la suddivisione in quattro lobi fornisce una buona idea dell'organizzazione del cervello. In questo libro, noterai alcune parole "scientifiche" per descrivere le diverse aree del cervello. Nella maggior parte dei casi, sono semplificate in modo da imparare solo le cose importanti e non impantanarsi con tutti i termini scientifici. A volte, però, non c'è modo di semplificarli e ho dovuto usarli. Non aver paura, però, perché se mai dimentichi cosa significano, c'è un utile glossario alla fine di questo libro a cui puoi fare riferimento ogni volta che ne hai bisogno. Puoi anche ignorare le parole più difficili e fingere che non esistano - entrambi i modi vanno bene.

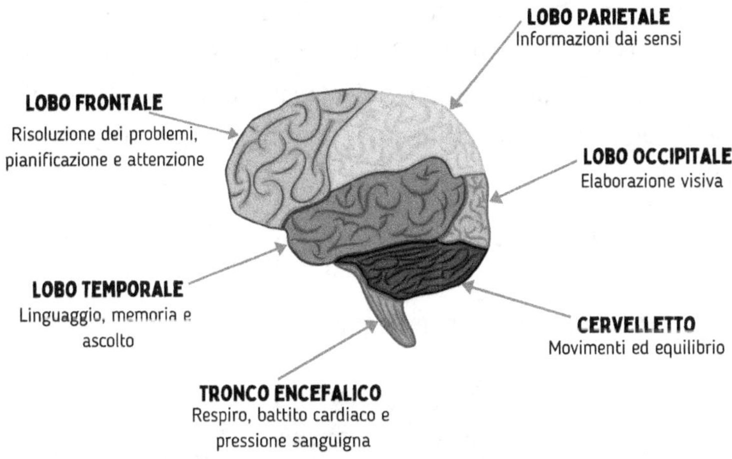

I lobi del cervello. Non ti preoccupare troppo, ne riparleremo più avanti.

COME TUTTO È CONNESSO

Spesso in neuroscienze parliamo di una parte del cervello o di un neurotrasmettitore alla volta. Lo facciamo perché hanno un ruolo essenziale in qualcosa che fa il cervello, ma in realtà non agiscono mai da soli. Il cervello è collegato a diverse regioni da trilioni di connessioni per creare un sistema incredibilmente complesso che non siamo ancora neanche vicini a comprendere. In questo libro, discuteremo di queste connessioni. In poche parole, una connessione si riferisce a come i neuroni parlano tra loro. Non mandano solo un messaggio a un neurone e poi vanno a dormire. Parlano con migliaia di altri neuroni, che a loro volta parlano con altre migliaia, il che crea una rete di connessioni. Ciò che le neuroscienze ci stanno dicendo è che il nostro cervello funziona nel modo in cui funziona non solo a causa delle differenze nelle regioni cerebrali, ma anche a causa di come il cervello è collegato ad altre aree. Come scoprirai in questo libro, il cervello di ogni individuo è unico per via del modo in cui sviluppa le connessioni tra le varie regioni. Non ci sono due cervelli uguali, il suo modo di funzionare è unico per ogni persona.

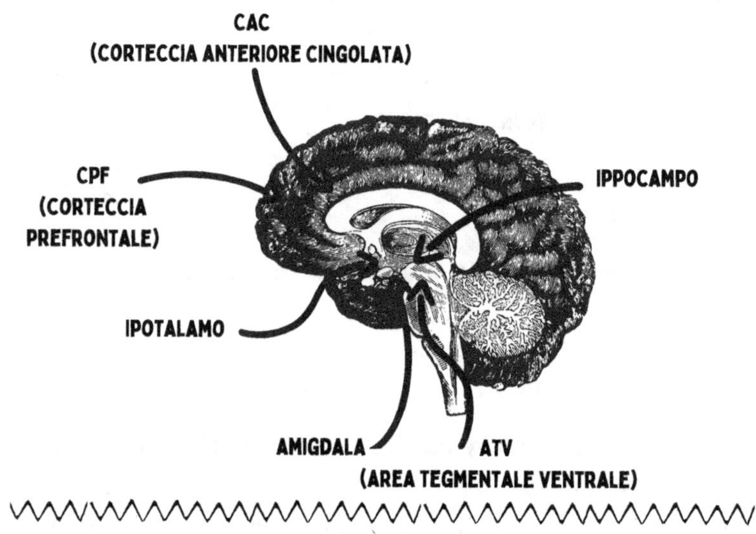

Ecco una guida delle aree più importanti del cervello di cui si parlerà in tutto il libro. Non preoccuparti però. Non c'è bisogno di sapere cosa significano queste parole se non vuoi. Sono qui per aiutarti a visualizzare dove stanno accadendo le cose nel cervello.

In un dato momento, ci sono letteralmente miliardi di cellule cerebrali che parlano tra loro. Considerando che l'elaborazione visiva occupa circa il 65% di tutta l'attività cerebrale, pensate a quante cellule cerebrali stanno lavorando insieme in questo momento mentre leggete questa frase.

Che momento perfetto per leggere un po' di più. Andiamo!

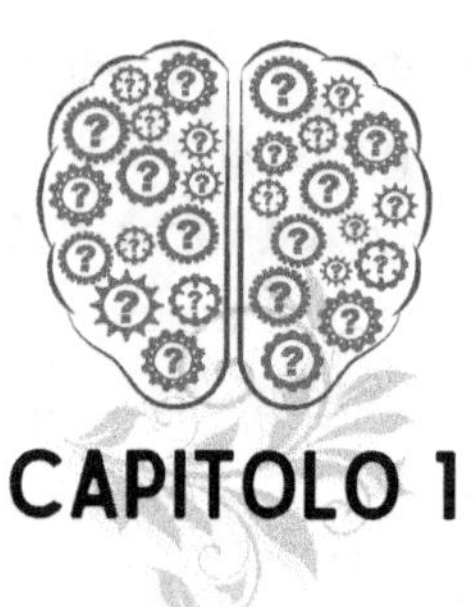

CAPITOLO 1

Chiedi ad un Neuroscienziato

Perché il cervello è nella nostra testa e non da qualche altra parte?

Sembra ragionevolmente consistente in natura di trovare il cervello nella testa (ma non sempre). Perché il nostro cervello non è da qualche altra parte nel nostro corpo? In tutta onestà, alcuni suggeriscono che il cervello di un uomo sia da qualche altra parte, ma non credo che le neuroscienze possano sostenere questa teoria. Il cervello non sarebbe più sicuro se fosse protetto dalla nostra gabbia toracica, o fuori pericolo nella gamba o nel piede? Per quanto orribile sarebbe, la risposta è relativamente chiara.

Per prima cosa, pensiamo alla testa. Il cervello si basa su input sensoriali: informazioni dai nostri sensi su ciò che vediamo, odoriamo, sentiamo, assaggiamo e tocchiamo. La visione rappresenta quasi il 65% di tutta la capacità cerebrale, e quindi ha senso avere gli occhi il più vicino possibile al cervello. Se il cervello fosse messo lontano dai nostri sensi primari, causerebbe un piccolo, ma critico, ritardo nella ricezione delle informazioni. Un ritardo di pochi millisecondi potrebbe segnare la differenza tra vita e morte. Il cervello vuole tutti i pettegolezzi su quello che sta succedendo intorno, e gli piace essere al centro di tutto, quindi più velocemente può avere accesso alle informazioni, meglio è.

Ma aspetta, i sensi non potevano formarsi intorno al cervello, ovunque fosse posizionato? Durante i milioni di anni di evoluzione dai nostri antenati che abitavano nell'acqua agli esseri umani, il cervello è finito nella nostra testa, in cima al nostro corpo. Se pensi a pesci, mammiferi o insetti, la testa è di solito la regione tramite cui l'animale incontra per la prima volta il mondo che lo circonda mentre si muove attraverso il suo ambiente. Sarebbe un grande vantaggio se i nostri sensi raggiungessero l'ambiente che ci circonda in modo da interpretare il mondo prima di procedere. Ottenere queste informazioni più velocemente ci manterrebbe al sicuro dai predatori e fornirebbe un vantaggio nella ricerca delle prede. Come esseri umani, il nostro cervello, e quindi i nostri sensi, si trovano in alto sopra il nostro ambiente per fornirci la migliore visione di tutto ciò che ci circonda – e ricorda, sebbene il cervello sia un po' esposto in questo modo, è sempre protetto da più di mezzo centimetro di cranio, il materiale più duro che il corpo possa produrre. Quindi, dovrebbe essere sicuro.

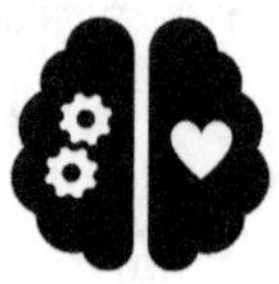

QUAL È LA PARTE PIÙ VECCHIA DEL NOSTRO CERVELLO E COSA FA?

Quando si pensa all'evoluzione del cervello, spesso viene spesso spiegata con un modello a tre cervelli. Un cervello è il cervello rettiliano, un altro è il nostro cervello emotivo, e poi c'è il nostro cervello superiore, geniale, che è la nostra neocorteccia, che mi piace chiamare Lorenzo. Ma quanto è vero tutto questo, e perché ho il cervello rettiliano giusto accanto a Lorenzo?

Questa concettualizzazione del cervello proviene da un neuroscienziato chiamato Paul MacLean, che nel 1990 ha illustrato la sua *teoria del cervello trino*.[1] Lui affermò che il primo cervello si evolse dai pesci e dai rettili. In questa fase, conteneva solo i gangli basali, e poi, successivamente, il tronco encefalico e il cervelletto. Queste parti formano il cervello più antico, spesso indicato come il cervello rettiliano, che è responsabile delle funzioni più primitive della vita - cose come sete e fame, impulso sessuale, impulso a proteggere il nostro territorio, aggressività, frequenza cardiaca, respirazione e temperatura corporea.

Ci sono innumerevoli libri, articoli, meme e commenti su come questo cervello rettiliano governa la nostra vita e su come dobbiamo gestirlo per migliorare il nostro comportamento, descrivendo come impedirci di agire con aggressività o impulsività. In questo c'è un po' di verità, ma in generale, il cervello non funziona così. Come stiamo per scoprire, questa visione è un po' obsoleta. Sì, il cervello rettiliano sarebbe stato il primo 'tipo' di cervello ad evolversi (almeno in termini di quello che ora pensiamo come un cervello). Queste funzioni basiche, come la sete e la fame, ci hanno tenuti in vita in passato, proprio come fanno oggi. Ma durante l'evoluzione, altre parti del cervello vi si sono formate intorno, come una sorta di estensione del cervello rettiliano. Questa visione è diversa dall'idea di avere dei cervelli aggiuntivi e più intelligenti, che si sono semplicemente aggiunti sopra come delle costruzioni. In realtà il cervello crescendo ha sviluppato un potere di elaborazione più complesso, piuttosto che formare dei cervelli separati aggiunti successivamente. Ciò lo sappiamo perché il cervello funziona bene come una struttura completa, con ogni parte integrata in un unico complesso.

Quando ci siamo evoluti, le prime estensioni cerebrali sono state il cervello medio e il sistema limbico che, tra le altre cose, supportano le emozioni, la motivazione e la memoria a lungo termine. Queste due aree sono state importanti durante tutta la nostra evoluzione quando abbiamo imparato a creare connessioni sociali, a costruire civiltà e comunità, aiutandoci a vivere con altre persone e a capire il mondo che ci circonda.[a]

Con il passare del tempo, abbiamo sviluppato la neocorteccia. Questa è la parte esterna del nostro cervello, con tutte le pieghe (giri cerebrali o circonvoluzioni) che di solito si vedono nelle classiche immagini del cervello. Questi giri aiutano a modellare il cervello in un modo che la sua superficie aumenti, permettendo a più neuroni di essere condensati in ogni area e migliorando i nostri processi cognitivi e la connettività, rendendoci più intelligenti. La neocorteccia è responsabile di molte cose, come i nostri pensieri consapevoli,

---

[a] Il termine 'sistema limbico' è fortemente dibattuto nelle neuroscienze ma per il momento, lo chiameremo il sistema limbico, e non ci preoccuperemo troppo.

le capacità di pianificazione e ragionamento che elevano il cervello umano al di sopra di quello di altri animali.

Questo è il motivo per cui si dice spesso che la nostra neocorteccia può ignorare i nostri istinti ed emozioni più basilari. Pensatela un po' come un'amica fastidiosa, che pensa sempre di sapere quale sia la cosa migliore (e di solito lo è) e cerca di farti fare un respiro profondo, rilassarti e pensare alle cose prima di reagire seguendo il tuo primo istinto. In realtà, sebbene quell'amica fastidiosa abbia l'ultima parola, ogni regione del nostro cervello è ben collegata alle aree che lo circondano- il che significa che non esiste un cervello primitivo che dà istruzioni, ma solo che il cervello primitivo inizia il pensiero che poi viene rapidamente integrato da tutto il cervello.

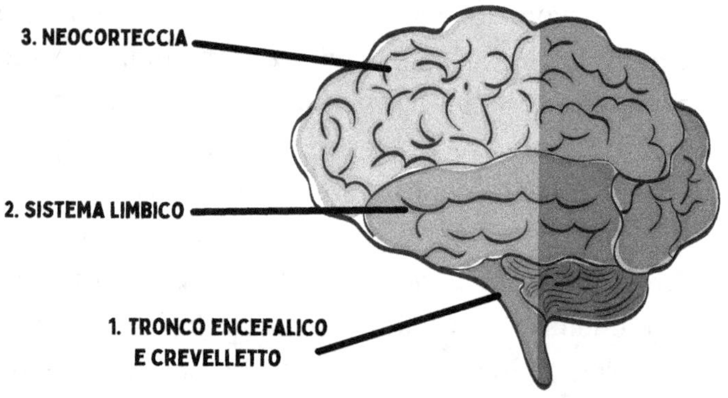

Il cervello si è evoluto per avere integrazioni più complesse tra le diverse regioni.

Per molti anni, gli scienziati hanno pensato che la neocorteccia distinguesse gli esseri umani come la specie "dominante" perché la nostra neocorteccia è dove sono le aree davvero intelligenti del nostro cervello

I neuroscienziati una volta credevano che l'avere una grande neocorteccia avesse creato la nostra intelligenza e fosse responsabile per il genere umano di oggi. In realtà, quello che vediamo è che anche altri mammiferi hanno una neocorteccia. Persino le dimensioni del cervello non sono molto grandi negli esseri umani, non quando lo si confronta con quello di un grande mammifero come una balena. Tutto cambia se si tiene conto del rapporto tra dimensione del cervello e peso corporeo: gli esseri umani hanno un rapporto 1:50, il che significa che il nostro corpo pesa 50 volte di più del nostro cervello (circa 1,4 kg o 3 libbre). Questo è notevole in quanto una gran parte del peso corporeo totale è dedicata al cervello. La maggior parte dei mammiferi ha un rapporto peso del cervello/peso totale di circa 1:180. Quindi il cervello umano è in proporzione circa cinque volte più grande della media. Con l'aiuto dei giri cerebrali, è l'organizzazione della neocorteccia che spiega perché il nostro cervello, e soprattutto la nostra neocorteccia, è così impressionante.

Per dare un contesto a quanto siamo arrivati lontano dai nostri antenati che abitavano nell'acqua, la neocorteccia degli esseri umani moderni è stata suddivisa in circa 200 aree diverse. I primi mammiferi con poca o nessuna neocorteccia ne avrebbero avute forse 20 o meno, e con un'organizzazione molto scarsa.

Quindi, torniamo al cervello rettiliano e ai comportamenti impulsivi e alle emozioni. Le prime neuroscienze - basate sul punto di vista di MacLean - credevano che questi cervelli più antichi agissero in modo indipendente. Quando tu agisci con rabbia, questa è la parte rettiliana del tuo cervello, ma quando guardi al cosmo e ti chiedi della nostra esistenza, questa è la neocorteccia che lavora. Ora sappiamo che questo non è esattamente vero. Poiché il nostro cervello si è evoluto per sviluppare più funzioni, e con esso, una dimensione più grande e una forma diversa, tutte le parti del nostro cervello sono collegate in un modo che non è stato davvero considerato fino agli anni '60. Le regioni all'interno del cervello rettiliano danno inizio a pensieri e impulsi immediati, ma poiché il cervello funziona come un intero organo, quei sentimenti servono a innescare un effetto cerebrale più grande. Come girare la chiave di accensione per avviare un'auto, di sicuro si può avviare il motore, ma l'auto inizierà a muoversi perché l'intera auto lavora insieme e il conducente è incluso (il conducente è la neocorteccia in questa analogia).

Ad esempio, la rabbia è un'emozione molto complessa. Si basa sulla nostra memoria, sulle previsioni future di un risultato, sul contesto e sullo stress fisiologico, tra le altre cose. È troppo semplicistico dire "il mio cervello rettiliano me l'ha fatto fare". Il primo modello a tre cervelli però non è del tutto sbagliato, perché è possibile ignorare i bisogni di base come la fame, il rilevamento delle minacce e le emozioni negative applicando ulteriori ragionamenti e contesto alla situazione. Le aree cerebrali rettiliane servono per le stesse funzioni primitive di sempre, ma sono troppo ben collegate per agire da sole. Quindi, sì, abbiamo parti più vecchie del nostro cervello che aiutano con la funzione di base della vita, ma si sono anche sviluppate in un cervello moderno.

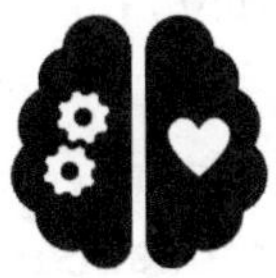

CHE EFFETTI HA LA CANNABIS SUL MIO CERVELLO, DOVREI PREOCCUPARMI?

Tutti i farmaci sono dannosi in qualche modo. Non solo quelli che prendiamo per uso ricreativo, ma anche quelli sviluppati in laboratorio o realizzati dai produttori farmaceutici e prescritti dal medico. I farmaci che provengono da piante, come la cannabis, hanno una quantità enorme di componenti chimici e sappiamo a malapena quanti di questi funzionano (questo fa parte del divertimento della scienza - c'è sempre di più da capire).

La cannabis, in particolare il THC (acronimo inglese per tetrahydrocannabinol, il composto psicoattivo primario nella pianta di Cannabis sativa), funziona legandosi a recettori in tutto il corpo – i recettori CB_1 e CB_2. I recettori CB_2 si trovano sulle cellule immunitarie e sulla microglia, dove possono ridurre le risposte infiammatorie. Di solito, quando parliamo degli effetti della cannabis, stiamo parlando di ciò che accade quando il THC si lega ai recettori CB_1 nel midollo spinale e nel cervello. È così che gli effetti del THC sono notati dalla persona che fa uso di cannabis. I recettori CB_1 sono anche responsabili dell'aumento dell'appetito, e quindi se hai mai fatto uso di cannabis e hai sofferto la fame chimica, puoi ringraziare questo piccolo recettore. La cosa interessante da notare è che quando blocchi il recettore CB_1, non soffrirai la fame anche se fai uso di cannabis, e questo meccanismo è stato sfruttato per sviluppare il farmaco *rimonabant* per aiutare a combattere l'obesità.

Torniamo alla domanda di partenza e a ciò che la ricerca ci dice. Nel complesso la cannabis è buona, cattiva o sta da qualche parte nel mezzo? La risposta è che sta nel mezzo. C'è una grande quantità di ricerche fatte sulla cannabis e su come influisce sul cervello, ma il problema è che può essere difficile confrontare i risultati di diversi studi l'uno con l'altro. Questi studi usano infatti diverse fasce d'età, tipi o numero di persone, alcuni di queste persone avevano precedentemente fatto uso di droghe, e alcuni no. Per questi motivi è difficile ottenere una risposta concreta e, naturalmente, ogni scienziato pensa che i propri risultati siano quelli corretti. Questo è il motivo per cui la risposta può essere un po' confusa, a seconda di dove guardi. Tuttavia, ciò su cui si è generalmente d'accordo è che fumare cannabis in giovane età è una cosa negativa in quantoriduce i processi di apprendimento e la memoria e si correla con la possibilità di sviluppare sintomi di psicosi (un distacco dalla realtà), come allucinazioni e depressione, nella vita adulta.[2] Detto questo, c'è persino qualche dibattito qui, in particolare sul fatto che le persone possano sviluppare sintomi di psicosi prima e poi decidano di auto medicarsi usando la cannabis, o se la cannabis porti direttamente alla psicosi.

Questo legame tra cannabis e psicosi non è unicamente legato all'età, infatti c'è anche una componente genetica, il che significa che il tuo DNA può renderti più suscettibile a presentare gravi effetti collaterali dopo l'uso di cannabis. Poiché la cannabis, e tutte le droghe, agiscono sul sistema dopaminico, le persone con un'alterazione genetica di uno dei recettori della dopamina hanno cinque volte più probabilità di sviluppare psicosi.[3] Sebbene non del tutto comprese, le vie dopaminiche del cervello (le vie *mesolimbiche* e *mesocorticali* per quelli di voi che sono interessati) sono responsabili di molti sintomi presentati durante la schizofrenia, comprese le allucinazioni. Non volendo rompere la tradizione dei risultati contrastanti, rimane una controversia in corso su quanta dopamina viene rilasciata nel cervello quando si consuma cannabis e quanto questo sia influente nel causare sintomi.

Gli effetti del consumo di cannabis non finiscono qui. Gli scienziati hanno dimostrato quanto sia difficile per il cervello lavorare per mantenere normali i livelli di attenzione mentre qualcuno sta assumendo cannabis (questo potrebbe essere una piccola sorpresa). Il consumo di cannabis aumenta l'attività nelle aree di attenzione del nostro cervello e riduce l'attività nelle aree di memoria quando ci viene chiesto di svolgere un compito.[4] L'aumento dell'attività cerebrale potrebbe sembrare una buona cosa, ma dimostra quanta pressione la cannabis mette sul cervello. Deve lavorare di più per mantenere lo stesso livello di concentrazione (in genere inferiore al normale) rispetto a una persona che non è sotto l'influenza di droghe.

FORSE L'USO DI CANNABIS È CONTROVERSO MA IL CANNABIDIOLO FA BENE, GIUSTO?

La cannabis ha dei benefici, parlando rigorosamente dal punto di vista delle neuroscienze, ovviamente, (*tosse, tosse*). Fin dagli anni '70 e '80, gli scienziati hanno insistito sul fatto che la cannabis potrebbe essere utilizzata per aiutare le persone che soffrono di ansia e depressione, insieme a molti tipi di dolore. Ora comprendiamo che molti dei benefici sono il risultato del cannabidiolo trovato all'interno della pianta di cannabis.

Il cannabidiolo, o CBD, costituisce circa il 20-40% degli estratti di cannabis ed è associato a molti dei suoi benefici, come effetti antinfiammatori, miglioramento del sonno e limitazione della gravità delle convulsioni.[5] Numerosi studi e studi clinici hanno anche dimostrato quanto possa essere utile il CBD per le persone che soffrono di diversi tipi di dolore. Le lesioni nervose che causano dolore (dolore neuropatico), dolore oncologico e persino dolore associato a disturbi neurologici (ad esempio per la sclerosi multipla, che è caratterizzata da infiammazione cerebrale) hanno dimostrato di essere tutte ridotte quando si utilizza il CBD.

Una delle grandi aree in cui il CBD offre un beneficio è la regolazione emotiva nei disturbi dell'umore. Il CBD può ridurre l'ansia alterando i segnali tra la paura e i centri logici del cervello (segnali che vanno dall'amigdala alla corteccia prefrontale - CPF e alla corteccia centrale anteriore - CCA). Quando il CBD arriva al cervello, si comporta un po' come l'insegnante che dice ai bambini cattivi di smettere di parlare. Queste aree cerebrali ora devono limitare la loro conversazione, con il centro della paura che è tranquillo e così le aree logiche prendono il controllo. Ciò causa un'alterazione nel modo in cui il cervello interpreta la paura, declassandola da un evento grave a un'osservazione spaventosa ma sicura. Studi recenti hanno dimostrato che potrebbe esserci un beneficio del CBD anche nel disturbo d'ansia sociale.[6] Poiché il CBD sembra calmare le parti emotive del nostro cervello, in particolare la nostra percezione di come ci stiamo comportando, può essere utile in situazioni stressanti come il parlare in pubblico, in questo modo il nostro cervello potrebbe essere meno infastidito da cosa pensa il pubblico, e quindi sperimenteremmo livelli più bassi di ansia.[7]

Questo è significativo se consideriamo il potenziale uso del CBD nelle persone che soffrono di comportamenti legati alla paura, come il *disturbo da stress post-traumatico* (PTSD). L'effetto del CBD è così notevole che il corpo crea già la sua versione chiamata anandamide, rilasciata dalle nostre cellule cerebrali al fine di smorzare altri tipi di segnali cerebrali. Quando si guarda al cervello delle persone che soffrono di PTSD, vediamo che hanno meno anandamide, il che significa che c'è il potenziale per una maggiore attivazione dei percorsi di stress e paura perché il cervello non può limitare quei messaggi. Ecco perché, in piccole dosi, la cannabis a volte può migliorare i sintomi della PTSD.

È vero che la scienza dietro alcuni degli scenari specifici con cui la cannabis può influenzare direttamente il cervello è poco chiara. Nel complesso, quando è assunta da adulti e sotto controllo medico, ci sono molti effetti positivi sul cervello e può aiutare le persone che non riescono a trovare alcun sollievo con altre terapie.

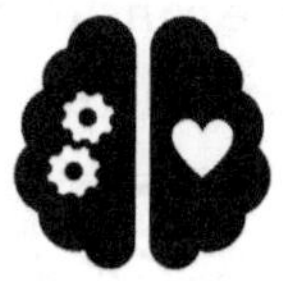

Perché con alcune persone e diventiamo amici istantaneamente?

Hai mai incontrato una persona nuova e parlarci in un modo da sembrarti di conoscerla da anni? No? Nemmeno io! Ma questo accade ad alcuni tipi più socievoli presenti tra noi. Considerando tutte le persone con cui interagiamo quotidianamente, che si tratti di lavoro, scuola o semplicemente in tutto, a volte incontriamo qualcuno e facciamo più semplicemente "clic". La conversazione scorre naturalmente, siete entrambi interessati alle stesse cose, e potete quasi prevedere cosa sta per dire l'altro.

La psicologia sociale spiega molto bene questo processo, che è dovuto ad una combinazione di cose come il nostro linguaggio del corpo, espressioni facciali, contatto visivo e, naturalmente, un interesse generale per la persona. Tutto questo è corretto, ma i neuroscienziati non sono mai stati in grado di osservare cosa accade al cervello. Fino ad ora!

Qualche anno fa, un team di ricerca guidato dal neuroscienziato Miguel Nicolelis è riuscito a dare un'occhiata al cervello mentre questa connessione sociale stava accadendo e ha rivelato cosa sta realmente succedendo.[8] A quanto pare, i nostri cervelli cambiano la loro attività in modo tale da creare onde cerebrali che corrispondono al cervello dell'altra persona. Questo effetto è chiamato *accoppiamento*. Spiega come il nostro cervello si sincronizza con alcune persone in situazioni sociali, e spiegando perché questo accade con alcune persone meglio che con altre. Quando avviene questa sincronizzazione tra due persone, uno sguardo all'interno del loro cervello mostrerebbe aree sociali come il linguaggio del corpo e le espressioni facciali che si comportano in modo speculare, creando segnali cerebrali simili. Ciò renderebbe la conversazione e l'interazione molto più piacevoli, a condizione che tu abbia già un sano interesse verso quella persona.

La prossima volta che la gente dice di essere sulla tua stessa lunghezza d'onda, potrebbe avere ragione, letteralmente!

Il team di ricerca che indaga su questa sincronizzazione cerebrale ha in programma di osservare squadre sportive, musicisti, pubblico e altri gruppi che svolgono lo stesso compito per vedere come la sincronizzazione di tutti i cervelli aiuta le persone a lavorare insieme per un'esperienza condivisa.

COME CREARE QUESTA SINCRONIZZAZIONE CON QUALCUNO?

Il cervello si sincronizza con gli altri sulla base di segnali sociali come il linguaggio del corpo, e le immagini delle risonanze magnetiche (MRI) rivelano quanto sia importante il contatto visivo nell'aiutare il nostro cervello a sincronizzarsi. Il contatto visivo genera un livello molto più forte di attivazione cerebrale rispetto a quasi tutti gli altri segnali sociali.[9] Sappiamo che è così perché limitarsi a guardare un'immagine di un occhio non stimola il cervello allo stesso modo: ha davvero bisogno dell'elemento sociale.

La sincronizzazione può avvenire anche in molti altri modi come ci si potrebbe aspettare. Una semplice comunicazione verbale, per esempio un'ottima conversazione, si tradurrà in un livello di sincronizzazione cerebrale con la persona con cui stai parlando. Il cervello si sincronizzerà anche osservando la comunicazione non verbale come l'espressione facciale e i gesti delle mani, soprattutto se l'altra persona deve condividere una risposta emotiva identica a ciò che stai dicendo (devono interessarsi a quello di cui stai parlando). La sincronizzazione viene persa quando la persona parla una lingua che non capisci.

HO SENTITO CHE I NEURONI SPECCHIO POSSONO AIUTARE NELLE SITUAZIONI SOCIALI, MA COSA SONO?

L'accoppiamento tra due cervelli è ancora in fase di studio, ma è probabile che sia una dimostrazione di come funzionano i nostri *neuroni* specchio. I neuroni specchio nelle neuroscienze sono stati considerati per molto tempo come qualcosa di simile alla fatina dei denti. Ci sono prove della loro esistenza (purtroppo, nessuna per quanto riguarda le fatine), ma per molto tempo, molti scienziati ne hanno dubitato della loro esistenza, e ancora oggi, c'è un acceso dibattito su quale sia effettivamente il loro compito.

I neuroni specchio sono stati scoperti per la prima volta nel 1992, quando i ricercatori italiani hanno scoperto che il cervello di una scimmia macaco si attivava, nella *corteccia premotoria*, quando svolgeva un compito motorio, come afferrare un oggetto o mangiare cibo.[10] Questo è un po'ovvio, ma c'è di più. La parte sorprendente è che la stessa area del cervello si attivava anche solo semplicemente guardando un'altra scimmia afferrare lo stesso oggetto. Era quasi come se il cervello potesse agire attraverso qualche connessione psichica (non può). Il termine neuroni specchio è stato introdotto per descrivere i neuroni che risultano più attivi quando si guarda compiere un'azione piuttosto che quando la si fa. I neuroscienziati furono pronti a dire che questi neuroni specchio fossero necessari per imparare a fare qualcosa osservando come la fanno gli altri. Poco dopo, la ricerca su questi misteriosi neuroni specchio fu condotta negli esseri umani.

Per un certo periodo, molti scienziati non credevano che esistessero negli esseri umani e che ci eravamo evoluti oltre lo stadio in cui ne avremmo avuto bisogno (probabilmente un po' arrogante da parte nostra). Successivamente, abbiamo iniziato a guardare all'attività cerebrale nelle persone che guardavano gli altri svolgere un compito. Le scansioni funzionali della risonanza magnetica (fMRI) hanno rivelato gli stessi neuroni specchio nelle persone come era stato visto nelle scimmie, ma la ricerca non si è fermata qui. Da allora sono stati scoperti in molti luoghi, tra cui il cervelletto (abilità motorie fini), la corteccia visiva (vedere le cose) e il sistema limbico (emozioni).[11]

Ma perché li vediamo in svariate aree del cervello? Sebbene alcuni scienziati non ne siano ancora convinti, molti, me compreso, credono che questi neuroni siano coinvolti nell'osservazione delle espressioni facciali e delle emozioni di altre persone, al fine di trasmettere empatia e altri comportamenti sociali. È probabile che siano coinvolti nel modo in cui il nostro cervello si sincronizza con gli altri durante le interazioni sociali, in particolare rispecchiando emozioni positive come sorridere e ridere, sviluppando una connessione sociale migliore. È questo coinvolgimento che spiegherebbe come mai ci troviamo bene con altre persone e quanto facilmente sincronizziamo la nostra attività cerebrale. Se i neuroni specchio di entrambi i cervelli sono consapevoli dei vari segnali sociali come il contatto visivo, allora ci sarà una maggiore probabilità che il cervello sperimenti l'effetto di accoppiamento, e avremo un migliore amico per tutta la vita.

Il coinvolgimento dei neuroni specchio nelle risposte emotive ha portato alcuni a speculare sul fatto che il disturbo autistico, in cui una persona ha difficoltà a relazionarsi con altri, possa derivare da neuroni specchio danneggiati o sottosviluppati.[12] Supponiamo che una persona non possa interpretare le espressioni facciali e i comportamenti sociali di altre persone. In tal caso, non possiamo aspettarci che il cervello sappia come formulare i propri comportamenti sociali - tuttavia sono ancora necessari ulteriori studi per capirlo davvero meglio.

Non abbiamo ancora visto da vicino un neurone specchio. Generalmente ci affidiamo a scansioni cerebrali come quelle della fMRI, e in questo modo tante domande rimangono senza risposta. Sono in qualche modo diversi dagli altri neuroni nella loro forma, connessioni o recettori? Sono neuroni normali che funzionano anche come neuroni specchio? Quando si sviluppano, e li perdiamo con l'età? Il mistero continua.

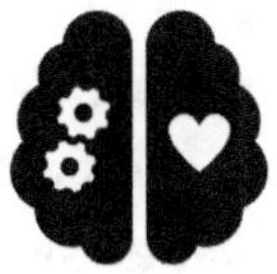

IMPARARE ALTRE LINGUE HA EFFETTO SULLE FUNZIONI CEREBRALI E SULLA MEMORIA?

Quelli di voi che si sono districati attraverso una gamma apparentemente infinita di nuove parole e regole grammaticali per imparare una nuova lingua possono testimoniare quanto il vostro cervello abbia bisogno di lavorare per poter ricordare tutto. Si è scoperto che, poiché il cervello sta facendo gli straordinari per imparare una lingua straniera, ha bisogno di migliorare le sue connessioni tra le regioni cerebrali, e inizia a creare cellule cerebrali extra solo per stare al passo con questo nuovo mondo in cui lo hai lanciato.

L'uso del linguaggio è un processo molto complesso che comporta la formulazione di frasi, la comprensione del significato e del contesto, la lettura, la scrittura, le regole grammaticali e l'ascolto dei suoni, e il cervello organizza tutti questi processi in una conversazione fluente quando ne abbiamo bisogno. Ci sono aree dedicate al linguaggio, come *l'area di Broca*, che produce strutture vocali e frasi in modo da comunicare in modo efficace, *l'area di Wernicke*, una regione importante per comprendere il significato dietro le parole, *e il giro angolare* che ci aiuta a cogliere i concetti dentro le parole stesse. Queste aree sono sparse in mezzo al cervello e lavorano con molte altre per permetterci di parlare liberamente ed esprimere i nostri pensieri interiori.

Tuttavia, le diverse regioni del cervello sono alterate in persone che sono capaci di parlare un'altra lingua. Le aree nel lobo frontale, dietro la fronte (come il CPF e l'CCA), e un'area chiamata *giro sopramarginale* svolgono tutte un ruolo importante nel linguaggio, collegando le parole al loro significato e al contesto. I centri linguistici si collegano con le regioni di memoria per scegliere le potenziali parole, ma è il lobo frontale che le controllerà, assicurandosi che si adattino a qualsiasi idea tu desideri esprimere. Essendo una persona che sta cercando di imparare altre lingue (con enfasi sul sta cercando), spesso mi ritrovo a pensare con difficoltà a ciò che vorrei dire. Quando questo accade, il mio cervello sembra credere che sia un ottimo momento per farmi venire in mente parole apparentemente casuali – rendendomi lento a decidere cosa dire e probabilmente facendomi apparire sciocco nel processo. Questo è in realtà il modo del mio cervello di cercare di abbinare la parola corretta con il contesto corretto per ciò di cui ho bisogno – un processo che funziona come un vero e proprio allenamento per il cervello.

Il CPF e l'CCA lavorano sodo nel cervello quando parliamo una seconda lingua. Monitorano continuamente ciò che stai dicendo e ti aiutano a scegliere le parole corrette al momento giusto e nella lingua scelta. Questo è il motivo per cui le scansioni cerebrali mostreranno queste aree come ingrandite e con una migliore connettività alle regioni che le circondano nelle persone che parlano più di una lingua. Le risonanze magnetiche rivelano che i cervelli bilingui (quelli che parlano due lingue) mostrano un aumento di materia grigia e bianca, che è un modo elegante di dire che il cervello ha più neuroni. Lavorano sodo, e quindi hanno bisogno di ulteriore supporto. Il cervello cerca di accoppiare queste nuove parole con nuovi significati, motivo per cui ha bisogno di un maggior numero di neuroni e connessioni (ricordate, queste connessioni sono sinapsi che vanno ad altri neuroni per aiutare il cervello a formare ricordi e associazioni).

Tutto ciò vuol dire che il cervello delle persone bilingui è un po' diverso, e questo viene dimostrato anche quando alle persone viene chiesto di svolgere compiti cognitivi. Le persone che parlano una seconda lingua generalmente svolgono meglio le funzioni cognitive superiori come il cambio di attività (fondamentalmente ciò che noi chiamiamo il multitasking), e sembrano avere migliori abilità sociali ed empatia verso gli altri.[13] Questo è probabilmente dovuto al mettersi in una posizione vulnerabile per imparare qualcosa di nuovo che aiuta ad apprezzare le difficoltà che ci vogliono per padroneggiare un'abilità. È anche probabile che esporsi a nuove culture e tradizioni, aiuta a costruire una migliore comprensione, empatia e abilità sociali. Non è ancora noto se l'apprendimento di più di due lingue abbia un impatto ancora maggiore, ma non sarebbe sorprendente vedere ulteriori miglioramenti in coloro che parlano più di due lingue.

LINGUE ED ETÀ

Per molto tempo, è stato considerato improbabile per una persona imparare una nuova lingua da adulto o almeno essere in grado di farlo bene. È stato generalmente accettato che l'apprendimento deve avvenire in giovane età, quando il cervello è ancora in fase di sviluppo (anche se il cervello continua a svilupparsi fino alla seconda metà dei 20 anni). Ora sappiamo che questo semplicemente non è vero e si può essere un eccellente studente di lingue, o qualsiasi altra cosa, a qualsiasi età. Il vantaggio dell'apprendimento da bambino è che hai l'ambiente stimolante e una famiglia che ti incoraggiano a imparare ogni giorno. Persino lo studente adulto più diligente troverebbe una full-immersion in una nuova lingua un po' intensa. Ma la verità è che il cervello è in grado di imparare anche una volta che è adulto e completamente sviluppato.

Potrebbe valere la pena imparare una lingua da adulto, non tanto per le esperienze che può portare, ma per la sua capacità di rallentare l'invecchiamento del cervello e rallentare malattie come il morbo di Alzheimer. Quando questo tipo di neurodegenerazione si verifica nelle persone bilingui, i neuroni vengono sempre danneggiati e perdono alcune funzioni proprio come qualsiasi altro cervello, ma i sintomi (come le dimenticanze) sono molto meno gravi. È stato stimato che l'apprendimento di altre lingue può ritardare alcuni dei sintomi di almeno cinque anni.[14] Inoltre, le lingue extra possono anche aiutare le persone a ottenere un risultato migliore dopo aver subito un ictus, specialmente nei loro livelli di attenzione e memoria.[15] Presumibilmente i sintomi sono meno gravi perché il cervello ha più neuroni (e connessioni) nelle regioni di memoria del lobo temporale, e quindi il cervello può preservare più funzioni quando si verificano danni.

Se mai avessi bisogno di un motivo per imparare una nuova lingua, ora ne hai una. Let's go!

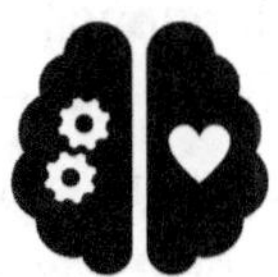

PERCHÉ DIVENTIAMO DIPENDENTI DALLE COSE?

Cos'è la dipendenza? Quando gli scienziati parlano di dipendenza, in genere si riferiscono a qualcuno che sta compulsivamente cercando e assumendo droghe,[a] indipendentemente dalle eventuali conseguenze negative che ne derivano. È un disturbo a lungo termine che è fortemente influenzato dalle nostre emozioni ed esperienze e da cui deriva una condizione molto seria. I processi che portano alla dipendenza e, in definitiva, alla tolleranza (dove il corpo si abitua alle sostanze) sono davvero complessi, ma le pagine seguenti daranno una buona panoramica di alcune delle cose principali che accadono. È importante ricordare che la dipendenza coinvolge molte parti diverse del nostro cervello, abilità sociali e abitudini di vita.

Dal punto di vista del cervello, abbiamo bisogno di certe cose come esseri umani per andare avanti, come cibo, acqua, un partner e sicurezza. Quando otteniamo queste cose, il nostro cervello può premiare questi comportamenti rilasciando dopamina per farci stare bene. In un certo senso, ci fa convincere che ci sentiamo bene bene quando otteniamo qualcosa di essenziale, e poiché ci piace sentirci bene, vogliamo farlo di nuovo. Qualcosa di simile accade quando troviamo qualcosa di unico ed eccitante, presumibilmente

---

[a] Possiamo essere dipendenti da quasi tutto, dal caffè, alla droga, alla nicotina e all'alcol, al gioco d'azzardo e ai social media. Finché sembriamo trarne qualche beneficio, il cervello ne vuole di più.

perché trovare qualcosa di nuovo potrebbe esserci utile da un punto di vista evolutivo. Questo sistema che include la dopamina è ciò che i neuroscienziati chiamano il sistema di *ricompensa*. Sfortunatamente, il sistema *di ricompensa* può essere sfruttato dalle droghe, portando infine alla dipendenza.

DOPAMINA

Potresti aver già sentito parlare della dopamina, spesso chiamata la sostanza chimica "del sentirsi bene". Quando prendiamo droghe che causano abuso (cocaina, oppiacei, alcol, nicotina, anfetamine, ecc.) la dopamina viene rilasciata da specifici neuroni nel cervello, facendoci sentire bene ed euforici, e alla fine motivandoci a farlo di nuovo. Ciò succede perché il nostro cervello prende le sue decisioni sulla base delle esperienze passate e di come ci siamo sentiti durante il loro corso. Quando il cervello pensa di fare di nuovo uso di droghe "ricreative", inizia a parlare con altre parti del cervello nella memoria, nelle aree emotive e decisionali.

Anche se comprendiamo molte cose sulla dipendenza, il modo preciso in cui la dopamina influenza le nostre emozioni non è perfettamente chiaro. Quello che sappiamo è che il cervello ama prendere droghe. La quantità di dopamina che può essere rilasciata per l'abuso di droghe può essere fino a 10 volte maggiore rispetto a ricompense naturali come il cibo. Fatto divertente - questo potrebbe non essere sempre vero, perché in alcune persone il cibo potrebbe essere in grado di rilasciare dopamina extra, portando alcuni scienziati a credere che potrebbe essere coinvolto nei disturbi alimentari e nell'obesità.[16]

Ok, ora che sappiamo cosa fa la dopamina, mettiamoci il camice da laboratorio e addentriamoci un po' di più nella scienza. Le principali aree della dopamina all'interno del cervello si trovano nelle strutture del cervello medio appena sopra le orecchie, chiamate *area tegmentale ventrale e substantia nigra*, o il ATV e SN in breve. L' ATV proietta lunghi neuroni in altre aree del cervello, come il vicino nucleus *accumbens,* una struttura cruciale nel sistema di ricompensa[b] del cervello. Sono i neuroni presenti qui che sono stimolati dalle droghe e rilasciano molta dopamina. Tutti le sostanze che causano dipendenza aumentano la produzione di dopamina in questo modo, il che essenzialmente spinge il cervello a ricercare più droghe.

Pensa a quando alleni un cane. Quando il cane fa qualcosa che ti piace, come "sedersi" o "portarti una birra fredda" dai una ricompensa per rafforzare quel comportamento. Il nostro cervello fa la stessa cosa, solo che in questo scenario, noi siamo il cane, e la dopamina è la ricompensa.

L'INTERO CERVELLO

Quindi, prendiamo droghe, la dopamina viene rilasciata, e poi? La dipendenza è una combinazione di azioni con un obiettivo: ottenere più droghe. Seguendo il comportamento iniziale di ricerca della droga, altre parti del cervello iniziano a essere coinvolte. La dopamina è essenzialmente la porta d'accesso alla dipendenza, e il nostro cervello dipendente deve trovare un modo per cambiare il comportamento di ricerca di droghe

---

[b] Il nucleus accumbens si inserisce in quella che viene chiamata via mesolimbica (meso = centrale, limbica = bordo, che descrive solo la posizione nel nostro cervello). Hai mai provato euforia per la droga? Le scansioni cerebrali ci dicono che questo accade perché il percorso di ricompensa mesolimbica è estremamente attivo, creando quel senso di felicità.

da volontario a compulsivo (portandoci nel classico territorio della tossico-dipendenza).

L'ippocampo e l'amigdala vengono reclutati abbastanza presto. Essi si sono i grandi coordinatori della memoria e delle emozioni e producono sentimenti molto potenti verso l'assunzione di droghe che diventano estremamente difficili da superare. In sostanza, per spiegare al cervello perché le droghe sono una buona idea, in primo luogo, a queste due aree piace ricordare quanto è stato bello quando abbiamo usato droghe l'ultima volta, dandogli una recensione a 5 stelle, e quindi vogliamo usarle di nuovo. Questo è il modo in cui la dopamina indotta dalla droga crea quello che viene chiamato apprendimento condizionato, il che significa che il cervello impara che assumere droghe è una buona cosa, e nel tempo, lo fa apparire più significativo di quanto non sia in realtà, dandogli alla fine la priorità.

Il lobo frontale, in particolare la corteccia prefrontale (CPF) e la corteccia cingolata anteriore (CCA), sono responsabili di gran parte del nostro controllo cognitivo e sono coinvolti nei pensieri che facciamo riguardo a quanto sarà fantastica la prossima dose. Rinforzati dal supporto dell'ippocampo e dell'amigdala, creano una sorta di resoconto sul perché è una buona idea assumere più droghe e lo sottopongono al grande capo, la *corteccia orbito-frontale* (COF). Questa è una piccola area che si trova dietro gli occhi nella parte anteriore del cervello, e prende decisioni importanti. La COF ha l'ultima parola su ciò che dovremmo fare dopo, e combina tutti i messaggi precedenti insieme, prendendo la decisione di fare di nuovo uso di droghe.

Attraverso tutti questi meccanismi, le droghe ingannano il cervello, incluso la COF, nel prendere decisioni poco sagge. La dipendenza, in termini semplici, sono i ricordi e i desideri del cervello che vengono intensificati, mentre l'esperienza e il giudizio della COF vengono respinti. Le droghe fanno pensare al cervello di averne continuamente bisogno.

La scienza alla base del sistema di ricompensa della dopamina deriva da un'eccezionale ricerca di Wolfram Schultz, che ha esaminato i segnali elettrici dei neuroni della dopamina negli anni '90 e ha scoperto che il cervello alla fine impara a prevedere che la dopamina verrà rilasciata quando le droghe ricreative verranno assunte.[17] Quando ciò accade, la prossima volta avremo bisogno di dosi maggiori per rilasciare la stessa quantità di dopamina, e questo è il modo in cui il cervello costruisce una tolleranza.

Quando comprendiamo come le droghe esercitano un'influenza così potente sul cervello, è facile vedere come chiunque possa essere vulnerabile alla dipendenza (e non solo dalle droghe). Riguarda meno ciò che noi personalmente desideriamo, e più come il nostro cervello ci costringe a dare priorità alle droghe rispetto a tutto il resto e, così, perdiamo la nostra capacità di prendere decisioni migliori.

POSSIAMO SVILUPPARE DIPENDENZA PER QUALCOSA DI BUONO?

Ora che sappiamo qualcosa in più sul sistema di ricompensa, possiamo effettivamente usarlo a nostro vantaggio. Ad esempio, poiché il cervello risponde molto bene ad esperienze migliori di quanto ci aspettassimo, possiamo creare le nostre proprie ricompense. Immagina di vincere 20 euro alla lotteria. È fantastico non solo perché hai soldi extra, ma perché in realtà non ti aspettavi davvero di vincere. In qualche modo, può sembrare una vittoria a sorpresa.

Quindi, se avessi bisogno di imparare una nuova lingua (perché ora sappiamo quanto aiuta il cervello), concediti ricompense lungo la strada. Magari una scatola di prelibatezze da cui sceglierne una a caso, forse un pezzo di cioccolato, una passeggiata fuori o il bungee jumping da un ponte alto. Questo sorprenderà il tuo cervello e manterrà le cose fresche ed eccitanti. Se lavori sodo, concediti una ricompensa ancora migliore. Alla fine, il tuo cervello ti darà dopamina solo per pensare alla ricompensa, e ti sentirai anche benissimo per aver mangiato il delizioso cioccolato. Quello che succede dopo, come ci dicono le neuroscienze, è che inizierai a sentirti benissimo non solo per la ricompensa ma per lo stimolo alla ricompensa (lo studio). Ti sentirai letteralmente bene lavorando sodo. Nel caso in cui tu sia interessato, gli scienziati hanno anche dimostrato che il denaro funziona come ricompensa per il nostro cervello.[18] Questo può sembrare ovvio, ma da un punto di vista evolutivo, è stato una scoperta piuttosto inaspettata.

ESISTE UNA PERSONALITÀ PIÙ SUSCETTIBILE ALLE DIPENDENZE?

Potrebbe esserci un legame tra l'abuso di droghe e il nostro DNA, ma non è ancora chiaro. I dati ci dicono che la dipendenza può, in una certa misura, essere ereditata; tuttavia, tecnicamente, i cambiamenti genetici che portano alla dipendenza non sono pensati come qualcosa che viene trasmessa nelle generazioni. Invece, probabilmente contribuiscono ai tratti individuali della nostra personalità, che, se abbinati allo stile di vita, possono incoraggiare la dipendenza in modo più prevedibile.[19] La dipendenza dagli allucinogeni è meno probabile che sia il risultato del DNA, rispetto a quella da cocaina, per esempio. È molto difficile comprendere in modo significativo quale sia il ruolo della componente genetica perché non tutti coloro che fanno uso di droghe diventeranno tossicodipendenti. Inoltre, il cervello è suscettibile a due tipi di influenza, spesso chiamata natura contro cultura. In altre parole, il nostro DNA (natura) codifica le nostre cellule e dice loro come agire, ma anche il nostro stile di vita (cultura) o l'interazione tra le due influisce. Il corpo si adatta e i cambiamenti possono verificarsi anche dopo che le istruzioni del DNA sono state decodificate, si assiste quindi a quelli che sono definiti cambiamenti epigenetici.

Pensate alle sigarette. Conosciamo tutti i rischi che comporta il fumo, come il cancro. Le sostanze chimiche del fumo cambiano alcuni dei processi nel nostro corpo e aumentano la probabilità di sviluppare il cancro. Questa è un'influenza dello stile di vita (la parte "cultura") che non è necessariamente correlata al nostro DNA (anche se alcune persone potrebbero essere più suscettibili). Nella tossico-dipendenza, le droghe stesse possono causare alterazioni nelle nostre cellule cerebrali. Queste droghe possono attivare o disattivare i geni (i geni sono brevi sequenze di DNA che codificano per cose specifiche). Questi cambiamenti genici alterano la produzione di proteine all'interno dei neuroni, che a loro volta possono cambiare il modo in cui il nostro corpo risponde alle droghe. Questo è stato costantemente mostrato nel nucleus accumbens, una regione coinvolta nel percorso di ricompensa della dopamina.

Molti dei cambiamenti del DNA che sono stati collegati alla dipendenza ruotano attorno alla funzione di neuro-trasmettitori come dopamina e serotonina.[c] Come abbiamo

---

[c] Geni per la monoammina ossidasi A (MAOA), il trasportatore di serotonina (SLC6A4) e il gene 1 del recettore ormonale che rilascia corticotrofina, COMT (catecolo-O-metiltransferasi) metabolizzano la dopamina, la noradrenalina e altre catecolamine. Una leggera variazione del gene *COMT* che dà origine agli alleli Met158 e agli alleli Val158 è legata ad un aumento del rischio di dipendenza da metanfetamina e da nicotina.

visto, i livelli di neurotrasmettitore svolgono un ruolo vitale nei percorsi di dipendenza, e accoppiati alle influenze comportamentali ed emotive del nostro stile di vita possono portare ad un'alterazione del controllo preciso dei neurotrasmettitori. Questo può influenzare la probabilità di essere soggetti a dipendenze e comportamenti come l'impulsività.

Nel complesso, c'è una componente genetica nella tossicodipendenza, ma gli scienziati stanno iniziando a capire che è più dovuta a come la droga agisce personalmente su di noi, che semplicemente a ciò che dice il nostro DNA. In definitiva, si tratta di un numero enorme di fattori e che possiamo solo fare del nostro meglio per controllare.

Perché le persone Soffrono di astinenza?

Ora sappiamo come inizia la dipendenza – con l'aumento della dopamina che attiva altre regioni per mantenere la dipendenza in corso – ma perché le persone passano attraverso una fase di astinenza quando smettono di assumere droghe?

L'astinenza è una combinazione di molti processi diversi, tra cui tolleranza e dipendenza fisica. Durante l'abuso di droghe, il corpo umano si adatterà sempre meglio al cambiamento per mantenere un equilibrio, *un'omeostasi*. Pertanto, quando sono presenti alti livelli di dopamina e di altri neurotrasmettitori, il cervello cerca di adattarsi nel tentativo di ridurre questi livelli a una quantità più gestibile.[d]

---

[d] Le cellule non neuronali come gli astrociti possono raccogliere dopamina dalla sinapsi. I cambiamenti cellulari nei neuroni della dopamina stessa possono regolare gli autorecettori, che legano la propria dopamina per formare un ciclo di feedback.

Per fare questo, il neurone può cambiare diminuendo il numero di recettori a cui ha a cui la droga assunta può legarsi. Questo aiuta a controllare la quantità di attivazione che un neurone ottiene. Avendo meno recettori, le sostanze avranno qualche difficoltà a trovarli e ad attivare il neurone. Questo è il motivo per cui i consumatori cronici di droghe hanno bisogno di più dosi nel tempo perché il cervello si abitua.

Il problema è che il cervello si aspetta alti livelli di droga, e con esso, il rilascio di neurotrasmettitori come dopamina, serotonina e noradrenalina. In effetti, il cervello è così bravo ad aspettarsi droga che può prevedere quando pensa che stai per assumerne (ad esempio, può dire al cuore di rallentare se pensa che la sostanza che assumerai aumenterà la frequenza cardiaca). Questo indica che il cervello ha una dipendenza fisica dalla droga, cioè si comporta così perchè si *aspetta* l'assunzione di droga e dipende dal suo arrivo.

Quando una persona tossicodipendente smette improvvisamente di assumere droghe, tuttavia, le vie della dopamina non vengono più stimolate e il cervello viene colto alla sprovvista. Poiché il cervello sta cercando di mantenere un'omeostasi, l'attivazione cerebrale sarà ad un livello basso in preparazione all'assunzione. Quando le droghe non arrivano, si traduce nei sintomi fisici di astinenza.

Pensa a quando sei ad un concerto e la tua band preferita sta suonando sul palco. Sono famosi, avendo suonato per anni, e si aspettano grandi folle per questo motivo (tolleranza). Alla fine, la band paga per la più grande arena del paese perché si aspettano di vedere persone da tutto il mondo ogni volta (dipendenza). Quando una persona smette di prendere la droga (cioè non ci sono i fans) la band viene lasciata in una gigantesca arena con solo poche persone e il suono dei grilli.

Questa dipendenza fisica si verifica perché la band dipende dalla folla per motivarsi a suonare e per pagare i costosi costi del locale. Senza di essa, la band è di malumore, irritabile e senza motivazione a suonare. Simile a quello che vediamo nelle persone alle prese con l'astinenza dalla droga.

Le cose sono un po' diverse con l'astinenza da oppioidi. Queste sostanze bloccano i recettori (invece di attivarli), in particolare in un'area del tronco encefalico chiamata *locus coeruleus* (L.C.). Quest'area invia noradrenalina per regolare cose come la respirazione, la pressione sanguigna e i nostri livelli di attenzione. Con gli oppioidi che bloccano i recettori, il L.C. deve lavorare di più per regolare questi processi (voglio dire, dobbiamo respirare, giusto?) inviando più noradrenalina. Come se gli ingressi al concerto fossero bloccati e i fan non riuscissero ad entrare per ascoltare il concerto. La band così alza il volume in modo che tutti possano sentire, anche le persone bloccate fuori, questo è quello che fa il L.C. alza la noradrenalina. Quando gli oppioidi si fermano, il L.C. continua a inviare molta noradrenalina (cioè la band continua a suonare ad alto volume anche se i fan hanno raggiunto il luogo del concerto), causando una sovra attività, con conseguente ansia, crampi muscolari e problemi gastro-intestinali. Inoltre, ciò si traduce anche in bassa dopamina perché gli oppioidi interagiscono con la via di ricompensa della dopamina menzionata in precedenza.

Tuttavia, il cervello alla fine nota ciò che sta succedendo e lavora per riequilibrare i livelli del recettore nelle settimane o nei mesi successivi (e fa molti altri cambiamenti). Nel frattempo, la corteccia frontale- l'area fortemente coinvolta nel processo decisionale - sta facendo gli straordinari per farci venire le voglie, rendendo più probabile la ricaduta in comportamenti di ricerca di droga. La corteccia frontale è così intensamente coinvolta in queste voglie che bloccare il neurotrasmettitore rilasciato da quest'area, il glutammato, riduce i tassi di ricaduta. La ricaduta deriva in primo luogo anche dalle stesse sollecitazioni che causano la dipendenza ma anche dal desiderio di fermare i sintomi dell'astinenza.[e] Questi processi rendono difficile fermare una dipendenza.

---

[e] Il blocco del glutammato inibisce il circuito di ricompensa nel nostro cervello e rafforza le emozioni e i pensieri negativi associati a qualsiasi astinenza (attraverso le connessioni nucleus accumbens e amigdala). La serotonina e il GABA (acido gamma amminobutirrico) svolgono anche un ruolo cruciale nei circuiti di astinenza nel cervello.

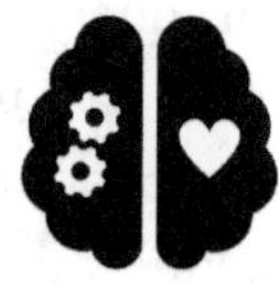

Perché perdiamo la memoria quando sbattiamo la testa?

È stata la trama di più programmi TV e film di quanti ne possa nominare, ma è vero che un colpo alla testa fa dimenticare ricordi recenti, e perfino chi sei?

Allarme spoiler, non è proprio così soprattutto nell'ultimo caso. Il trauma alla testa, e quindi al cervello, raramente fa dimenticare a una persona chi è. Potrebbe essere un buon dramma televisivo, ma non rappresenta molto ciò che accade nella vita reale. Nonostante la licenza creativa di uno show televisivo, è comune avere una perdita di memoria riguardo agli eventi che si sono verificati vicino al momento della ferita alla testa.

In genere, quando parliamo di una *lesione cerebrale traumatica* o LCT, c'è un certo livello di perdita di memoria. Perdere i ricordi è una delle lamentele più comuni che le persone fanno ed essi possono essere lenti a ritornare. Il più delle volte, i ricordi che circondano il momento dell'infortunio non ritornano mai.

Questo tipo di perdita di memoria è chiamato *amnesia retrograda* e in genere comporta l'incapacità di ricordare cosa è successo nelle 6-24 ore precedenti l'infortunio. Quando la testa è ferita, il cervello subisce uno shock fisico all'interno del cranio, con conseguente morte delle cellule cerebrali e rallentamento dei processi neuronali che formano la memoria a lungo termine. La morte cellulare stessa è in gran parte il prodotto dell'infiammazione nel cervello. Questa è una risposta secondaria al LCT originale. L'infiammazione si verifica a causa di miliardi di *cellule microgliali*, che, tra le altre cose, agiscono come le cellule immunitarie del cervello. L'infiammazione attacca i neuroni e interrompe i processi di cui il cervello ha bisogno per fare il suo lavoro. Le immagini della risonanza magnetica di una LCT con amnesia mostreranno danni al lobo temporale e a parti della CPF, entrambi importanti per la creazione e la conservazione di memorie.[20]

Le persone che soffrono di questo tipo di lesioni cerebrali hanno anche dimostrato, in alcuni casi, di far fatica a creare nuovi ricordi *(amnesia anterograda)*, dimenticando appuntamenti e nuove persone che incontrano. Alcuni neuroscienziati credono che anche la nostra memoria non dichiarativa, che è la nostra memoria subconscia per le capacità e le abitudini di apprendimento, possa essere danneggiata. Ciò significherebbe che le persone potrebbero avere difficoltà a raggiungere di nuovo il livello di abilità che prima avevano, per esempio, nello sport, nella guida in bicicletta o nella pittura, tutte attività che coinvolgono altre aree del tuo cervello, come il cervelletto nella parte posteriore della testa. Nonostante la teoria, che in questa fase è per lo più aneddotica, la ricerca non è stata in grado di dimostrare se ciò accade regolarmente.[21]

Quindi, colpire la testa può causare una piccola quantità di danni cerebrali che ti impedisce di creare ricordi a lungo termine. Anche se potresti non ricordare mai completamente i ricordi recenti, il cervello si riprende e puoi ricominciare a creare ricordi felici in breve tempo.

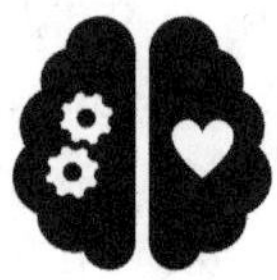

COS'È IL SONNO E PERCHÉ NE ABBIAMO BISOGNO?

Sebbene possa sembrare naturale e facile da fare per noi (per alcuni più di altri), il sonno è una relazione complessa tra neuroni in diverse parti del cervello e il complicato rilascio di sostanze chimiche chiamate neurotrasmettitori. Il motivo per cui dormiamo è ancora discusso dagli scienziati, ma è generalmente accettato che il sonno sia usato come tempo dai nostri cervelli per organizzare ed elaborare le informazioni e le emozioni che abbiamo vissuto durante il giorno, e per ricostituire i neurotrasmettitori pronti per il giorno successivo.

Il tempo in cui ci addormentiamo e per quanto tempo dormiamo, sono controllati dall'orologio interno del nostro cervello. Questo orologio si trova all'interno dell'ipotalamo in un luogo chiamato *nucleo soprachiasmatico* (SCN – un modo molto più semplice per dirlo). Esso sincronizza il nostro ciclo sonno-veglia, ma anche molte altre cose, come la nostra temperatura corporea e l'alimentazione, e ha controllo anche sulla regolazione quotidiana di geni e proteine. Un ciclo di regolazione che richiede, avete indovinato, 24 ore. Per ora, però, possiamo concentrarci solo sulla parte del sonno.

Le cellule cerebrali nel SCN ricevono messaggi dai nostri occhi sulla quantità di luce naturale che ci circonda. Durante il giorno, quando il SCN riceve quei messaggi, inibisce la produzione dell'ormone melatonina nella *ghiandola pineale* (una piccola area appena sopra l'orecchio). Quando non c'è luce, la melatonina viene prodotta e rilasciata, in modo da dire al nostro cervello che la notte sta arrivando. Ci sono altri segnali, che regolano l'alimentazione o il sonno, il che significa che non ci addormentiamo improvvisamente non appena il sole tramonta. Quando il nostro cervello sa che è ora di andare a letto, la melatonina inizia ad aumentare e raggiunge il picco circa due ore dopo.

Ti sei mai svegliato ad un orario normale al mattino senza bisogno di una sveglia? Il momento in cui ci svegliamo è dettato anche dai nostri livelli di melatonina. Quindi, se ti svegli alla stessa ora ogni mattina, significa che il tuo ciclo della melatonina è perfettamente sintonizzato con te.

Il nostro ciclo sonno-veglia, chiamato anche ritmo circadiano, è più del semplice risveglio ad un determinato orario. La bassa qualità e la durata del sonno possono portare all'ipertensione e alle malattie cardiovascolari.[22] Ancora più grave è il legame tra sonno e morbo di Alzheimer: una scarsa regolazione del nostro orologio cerebrale può influenzare i sintomi del morbo di Alzheimer.[23] Inoltre, e questo è qualcosa che gli scienziati stanno ancora cercando di capire, il morbo di Alzheimer stesso causa cambiamenti nelle abitudini del sonno, dimostrando che i due sono in qualche modo intrecciati, e quanto sia vitale il sonno per il vostro cervello.

Quindi, cosa succede se vivi in un posto con molta luce o molta oscurità? Alcune regioni all'interno del Circolo Polare Artico sperimentano mesi di oscurità continua, ma le persone riescono in qualche modo a sopravvivere. Questo supporta l'opinione che il nostro cervello usa molti segnali diversi insieme alla luce del giorno per controllare il nostro ritmo circadiano, ma la ricerca ci dice che la luce costante o l'oscurità possono ridurre la nostra capacità di combattere le infezioni e possono essere un rischio per la nostra salute.[24]

COSA SONO LE ONDE CEREBRALI?

Gli scienziati possono guardare il tuo cervello mentre dormi, e quello che noterebbero è una sequenza coerente di onde cerebrali mentre vi addormentate. Le onde cerebrali sono degli andamenti di attivazione dell'intero cervello piuttosto che solo per un piccolo numero di neuroni. È una specie di canto che il tuo cervello fa mentre lavora. A volte è molto attivo, e quindi il canto è veloce e frenetico, e a volte è assonnato, e il canto diventa una melodia jazz più dolce. Queste onde cerebrali possono essere rilevate utilizzando un EEG (elettroencefalogramma) in modo che l'attività cerebrale possa essere monitorata.

Quando sei sveglio, e il tuo cervello è attento e in allerta, produce onde a bassa tensione, ma ad alta frequenza chiamate onde beta. Questo è il ronzio di base mentre il tuo cervello fa i suoi compiti quotidiani. Mentre cerchiamo di dormire, l'attivazione del nostro cervello si tramuta in onde alfa (alta frequenza e picchi più regolari). Quando siamo assonnati e cadiamo in un sonno leggero (movimento degli occhi non rapido, NREM) il cervello inizia a cantare più dolcemente e con calma, emettendo onde delta prima di cadere in un sonno profondo. Le onde delta (onde lunghe e lente) si osservano anche quando il cervello cade nel sonno REM (dall' inglese rapid eye movement. rapido movimento degli occhi), ma, quando sogniamo, iniziano a incorporare le onde theta. Le onde delta sono il canto jazz lento e dolce della notte.

REM vs NREM

I tipi di sonno NREM e REM aiutano gli scienziati a separare le diverse fasi del sonno. Si riferiscono ai nostri movimenti oculari durante ogni fase, il sonno REM più profondo deve il suo nome ai rapidi movimenti degli occhi mentre sogniamo (sebbene sogniamo anche nel sonno NREM, è più probabile che ricordiamo i sogni se ci svegliamo durante il sonno REM). I due tipi di sonno sono diversi, e il cervello li attraversa durante la notte, con in genere circa 3-5 cicli REM, o circa 90 minuti di sonno REM a notte. Non siamo ancora del tutto sicuri del motivo per cui dormiamo in questo modo, ma quello che sappiamo è che se non attraversiamo la fase REM durante il sonno, specialmente per un certo numero di settimane o mesi, si possono avere effetti negativi sulla salute mentale.

COME FA IL CERVELLO A PASSARE DA SVEGLIO DURANTE IL GIORNO AL SONNO PROFONDO DURANTE LA NOTTE?

Il cervello passa dalla veglia al sonno profondo con l'aiuto di neurotrasmettitori prodotti dall'ipotalamo (una delle parti più antiche del nostro cervello). L'ipotalamo è responsabile di molte cose, come produrre ormoni, regolare il nostro corpo (omeostasi) e dormire. Nel corso del tempo, abbiamo scoperto che il cervello, e in particolare l'ipotalamo, è altamente compartimentalizzato, con molte aree più piccole al suo interno. Pertanto, gli scienziati hanno dato nomi lunghi e complessi a tutte queste aree. Ora preparatevi ad una serie di parole scientifiche.

Gran parte di questa attività è coordinata da una sorta di supervisore, il quale si assicura che parti del nostro cervello vadano a dormire quando gli viene detto di farlo (nessuna scorpacciata di tv a tarda notte da queste parti!). Questo supervisore, chiamato NPOV (nucleo preottico ventro-laterale), si trova nella parte anteriore dell'ipotalamo e fa ciò che farebbe qualsiasi buon supervisore - delega il lavoro a qualcun altro. Voglio dire, perché fare tutto il lavoro se non è necessario, giusto?

Il NPOV dice ad altre cellule cerebrali di smettere di rilasciare oressina (un tipo di neurotrasmettitore chiamato neuropeptide). Questo è abbastanza intelligente perché le oressine fanno molto nel nostro cervello. Sono i nostri piccoli cavalli da battaglia. Per tenerci svegli, si assicurano che vengano rilasciati i cosiddetti neurotrasmettitori 'sveglia' (noradrenalina, serotonina, dopamina) per inondare il cervello e tenerci vigili. Ma poiché, il NPOV ha ridotto le oressine, queste non possono più aiutarci a rimanere svegli causando il rilascio di quei neurotrasmettitori, e l'equilibrio cambia verso uno stato di sonno. Questo è ciò che chiamiamo sonno NREM.

Come ho già detto, le oressine amano lavorare e non saranno messe da parte per troppo tempo. infatti, trovano la loro strada verso un'altra parte del cervello chiamata *tegmento pontino*.[b] Qui, dicono alle cellule cerebrali di inviare un sacco di acetilcolina (un altro importante neurotrasmettitore), così da permetterci di andare pacificamente verso la fase REM, o sonno profondo. Allo stesso tempo, in un luogo chiamato TMN (nucleo tuberomammillare, nell'ipotalamo) che rilascia istamina per tenerci svegli, le cellule cerebrali iniziano a diventare molto più silenziose. I livelli di istamina diminuiscono, tenendoci nel sonno REM.

---

[b] Ridurre le oressine in questa situazione significa che hanno una capacità limitata di stimolare i neuroni nel locus coeruleus. Questo stimola la noradrenalina e la manda in molte aree del cervello, aiutandoci ad essere più attenti. Impedire il rilascio di noradrenalina dal locus coeruleus ha, come 'effetto a valle, il rilascio di una minore quantità da parte di un'area nel tronco encefalico chiamata nucleo del rafe.

Questo processo può essere alterato da alcuni farmaci che possono cambiare l'equilibrio dei neurotrasmettitori e ingannare il nostro cervello facendoci sentire assonnati. I farmaci possono anche fare il contrario e farci sentire più svegli (droghe ricreative come la cocaina sono un esempio perfetto). Alcuni farmaci antidepressivi aumentano la noradrenalina o la serotonina, che possono influenzare la durata del sonno REM. Questo è qualcosa da tenere a mente perché i nostri cervelli hanno bisogno del sonno REM per elaborare tutte le informazioni ottenute durante la giornata, e, come accennato in precedenza, abbiamo bisogno davvero del sonno REM.

È importante notare qui che mentre i neurotrasmettitori nel nostro cervello sono senza dubbio importanti nel ciclo sonno-veglia, e in particolare per il passaggio dal sonno leggero (NREM) al sonno profondo (REM), non rappresentano il quadro completo. Come neuroscienziati, sappiamo molto sul sonno e su quali aree del cervello rimangono attive mentre dormiamo perché possiamo osservare le diverse onde cerebrali, attivazione della memoria, sogno e così via, ma c'è anche molto che dobbiamo ancora comprendere. Il semplice cambio di livello dei diversi neurotrasmettitori non spiega tutto, e quindi mentre questi cambiamenti sono necessari per dormire, abbiamo ancora molto da imparare sul perché e su come dormiamo.

CAMBIAMENTI NELLA CHIMICA DEL CERVELLO

I farmaci non sono l'unica cosa che può influenzare il nostro sonno. Un'area all'interno dell'ipotalamo chiamata ipotalamo anteriore preottico (IAPO) è sensibile ai cambiamenti di temperatura. Quando siamo al calduccio, per esempio, o facciamo un bagno caldo, le cellule cerebrali qui possono attivarsi più facilmente e farci sentire assonnati rilasciando GABA, un neurotrasmettitore che inibisce i neuroni. Inibisce parti del nostro cervello che ci tengono svegli, e quindi vogliamo dormire. Questa strategia è più efficace circa un'ora prima di volerti addormentare poiché si allinea al tuo ritmo circadiano naturale. La prossima volta che ti addormenti davanti al fuoco, sai perché - ipotalamo sfacciato!

Se ci addormentiamo facilmente quando siamo al caldo, allora ha senso che siamo più svegli quando abbiamo freddo. In realtà, la stessa area nel nostro cervello, l' IAPO, ci fa anche stare più svegli quando abbiamo freddo. Migliaia di anni fa, se fossimo stati al caldo e non avessimo rischiato di congelarci a morte, sarebbe stato più facile addormentarci e abbassare la guardia. Stare al caldo poteva significare essere vicini ad un fuoco, essenziale per tenere lontani i predatori durante il sonno. In un ambiente freddo, addormentarsi potrebbe causare un calo della temperatura corporea che, a livelli estremi, potrebbe essere mortale, quindi il nostro cervello ci vuole più vigili e attivi. Non credo che la natura abbia mai pensato che ci saremmo rilassati in caldi bagni pieni di schiuma, ma va bene così – funziona ancora.

L'ANESTESIA È COME DORMIRE?

Quando andiamo in ospedale per un'operazione, ci mettono a dormire. Ci svegliamo dopo quello che è sembrato il più breve dei momenti, ed è tutto finito (ora hai un braccio robotico, o qualunque fosse l'intervento chirurgico). Diciamo che dormi, ma è davvero sonno? Sono ragionevolmente sicuro che se qualcuno avesse tentato di eseguire un intervento chirurgico su di me mentre dormivo profondamente nel mio letto, mi sarei svegliato urlando, sorpreso e molto confuso. È vero che gli effetti dell'anestesia generale sono molto simili al sonno, ma è un sonno così profondo che non possiamo essere svegliati.

Anche se usiamo l'anestesia generale ogni giorno negli ospedali, e con incredibili livelli di sicurezza, non sappiamo davvero come funzionano. Sappiamo parte di ciò che fanno, per esempio in che modo riducono l'attività del talamo (una parte importante nel mezzo del cervello). Il talamo è essenzialmente un intermediario tra il corpo e il cervello - se vuoi far arrivare un messaggio al cervello, devi passare attraverso il talamo. Quando siamo in anestesia generale, il talamo interrompe la comunicazione delle informazioni provenienti dal nostro corpo (ad esempio, la sensazione di dolore durante l'intervento chirurgico) alle altre parti del cervello. La riduzione dell'attività della CPF deriva anche dall'anestesia generale, motivo per cui non siamo consapevoli di ciò che sta accadendo (per fortuna).

Un farmaco chiamato pentobarbital attiva il NPOV (ricorda, è quella parte dell'ipotalamo che ci fa dormire). Il pentobarbital ferma anche il rilascio di istamina nel cervello, impedendoci di svegliarci. Un altro anestetico generale chiamato isofluorano inibisce i neuroni delle oressine, i nostri piccoli lavoratori coinvolti nel sonno. Questo meccanismo non è l'unica cosa che accade nel cervello, ma la verità è che ancora non sappiamo esattamente perché alcuni anestetici hanno un effetto così forte su di noi.

CHE SUCCEDE DURANTE LA PARALISI DEL SONNO?

La paralisi del sonno (SP, dall'inglese sleep paralysis) è un'esperienza strana e spesso spaventosa che si verifica subito dopo essersi addormentati o prima di svegliarsi. Durante la SP il corpo non è in grado di muoversi, e per alcuni, può sembrare che ci sia pressione sul petto, stai cadendo, o forse peggio ancora, che c'è qualcun altro nella stanza con te.

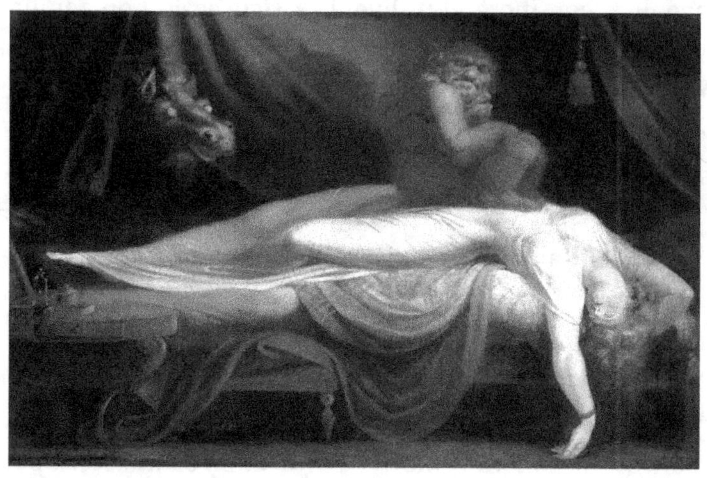

Incubo, di Henry Fuseli del 1781, riassume perfettamente quanto possa essere spaventosa la paralisi del sonno.

Quando dormi, il tuo tronco encefalico impedisce ai messaggi di arrivare al tuo corpo che altrimenti ti farebbero muovere. Questo accade in modo che tu non viva realmente i tuoi sogni e non ti ferisca mentre dormi. Quello che succede durante la SP è che il cervello non sta passando correttamente attraverso le normali fasi del sonno - è da qualche parte tra il sonno e la veglia. Uno studio recente ha suggerito che le lievi allucinazioni sperimentate durante SP (ad esempio, qualcuno sta aprendo la porta della tua camera da letto) potrebbero effettivamente essere uno stato da sogno vissuto al di fuori del sonno normale.[25] La SP si verifica perché la nostra corteccia frontale è più vigile del solito, mentre il nostro centro emotivo (sistema limbico) e i centri visivi (che inviano messaggi al lobo parietale) percepiscono che potremmo essere minacciati e quindi causano queste allucinazioni oniriche.

Sebbene possa essere un'esperienza terrificante, sappiamo che la SP è correlata con cose come jet lag, ansia e narcolessia, e quindi il trattamento per queste condizioni può aiutare.

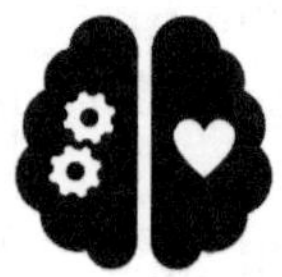

COSA SONO I SOGNI E PERCHÉ LI FACCIAMO?

Ora che sappiamo qualcosa in più sul sonno e sul perché ne abbiamo così tanto bisogno, è un buon momento per parlare di ciò che accade durante il sonno. No, non sto parlando di come ti accoccoli con il tuo orsacchiotto preferito - sto parlando dei sogni.

I sogni sono il luogo in cui viviamo una vita immaginaria, in cui possiamo volare e visitare luoghi strani, o a volte incontrare raccapriccianti bambine vittoriane che cantano filastrocche e ridacchiano nelle porte apparentemente senza motivo: i nostri incubi!

Abbiamo tutti sperimentato i sogni - pensieri e sensazioni che si verificano mentre dormiamo - ma perché sogniamo non è mai stato pienamente spiegato. Nel corso degli anni, ci sono stati molti suggerimenti sul perché sogniamo. Forse sono una finestra sulla nostra mente subconscia, o forse sono un modo per la nostra mente di vivere i nostri desideri segreti senza conseguenze sociali. Questo è stato dimostrato in uno studio che ha reclutato persone che di recente hanno smesso di fumare:[26] quasi tutti sognavano di fumare nei mesi dopo aver smesso, con i sogni che diventavano più frequenti con il passare del tempo, presumibilmente mentre il cervello passava attraverso la fase di astinenza.

L'idea più chiara sul perché sogniamo è che il cervello ha bisogno di tempo per elaborare i ricordi e le emozioni che abbiamo vissuto durante il giorno e metterli nella memoria a lungo termine.[27] Questo ha molto più senso quando guardiamo il cervello delle persone che dormono e vediamo che l'ippocampo, la parte per i ricordi e la corteccia cingolata anteriore, che è coinvolta nell'assegnazione del contesto emotivo, sono particolarmente attivi. Infatti, nei giorni in cui abbiamo molte esperienze nuove, il cervello può ancora elaborare queste informazioni fino a sette notti dopo. Questo spiega anche in parte perché gli eventi stressanti ed emotivi nella nostra vita possono influenzare significativamente la qualità del nostro sonno.

Un team di scienziati lo ha dimostrato facendo giocare un gruppo di persone ai videogiochi per diverse ore prima di dormire.[28] Oltre il 60% delle persone ha riferito di aver avuto sogni sul gioco, suggerendo che la nostra memoria a breve termine è particolarmente attiva durante i nostri sogni.

Inoltre, si ritiene che gli eventi del sogno siano una combinazione di ricordi a breve termine che abbiamo vissuto di recente e di ricordi a lungo termine che il nostro cervello pensa siano rilevanti e collegati tra loro. Ciò supporta l'opinione che dormire e sognare aiutino i nostri ricordi a passare dal deposito a breve termine nell'ippocampo allo stoccaggio a lungo termine in tutto il cervello. Questo processo avviene principalmente nel sonno NREM e l'applicazione del contesto emotivo – cioè come ci sentiamo a riguardo - si verifica nel sonno REM, il nostro sonno profondo.

Poiché alcune aree del cervello dormono, mentre altre no, viviamo ciò come una strana realtà e la chiamiamo sogno. C'è da notare che, se approfondiamo il significato e il simbolismo dei sogni, troviamo una spiegazione più astratta dei sogni e una teoria che trovo particolarmente interessante.

Rubin Naiman, specialista dei sogni di fama mondiale, pensa che potremmo guardare ai sogni in un modo completamente sbagliato,[29] e che in realtà sono un sottoinsieme dei pensieri e dei processi che sperimentiamo durante il giorno. Non sono particolarmente speciali o diversi da ciò che facciamo durante la nostra vita da svegli, e forse si dovrebbe pensare ai sogni nello stesso modo in cui pensiamo alle stelle – sono sempre lì, ma le notiamo solo di notte. Quindi, se questo è vero e non smettiamo mai di sognare, né di giorno né di notte, allora perché non sto scrivendo questo libro vestito con un tutù rosa mentre sono seduto sulla superficie del Sole? Per cominciare, il tutù rosa è attualmente in lavanderia, ma la superficie del Sole - beh, questo è tutto dovuto alla nostra corteccia prefrontale. E' la CPF di cui abbiamo parlato prima, l'area appena dietro la fronte, che è responsabile della logica, della pianificazione, dell'attenzione e in generale delle cose che vengono chiamate funzioni esecutive. Fondamentalmente è la parte davvero intelligente del cervello. Abbina ciò al fatto che i neurotrasmettitori, le sostanze chimiche inviate tra i neuroni, sono inferiori al normale e devono essere riforniti, e hai una ricetta per un cervello che non funziona del tutto come farebbe se fossimo svegli.

Prova a pensare ai sogni come se il cervello analizzasse le nostre esperienze quotidiane senza molta logica. Mentre dormi, la corteccia visiva è molto sveglia. Questa parte del nostro cervello è impegnata nell'elaborazione delle immagini viste durante il giorno. Senza freni, il cervello ora può pensare in modo più astratto e creativo, usando immagini e metafore per esprimere idee.[30] Questo è forse il motivo per cui scene ed eventi sono spesso esagerati durante i nostri sogni, ma comunque non notiamo la stranezza del sogno (poiché la corteccia prefrontale dorme). È da svegli che riconosciamo quanto le cose fossero strane.

INCUBI

Quindi questo può spiegare i sogni, ma che dire degli incubi? Gli scienziati credono che gli incubi abbiano uno scopo evolutivo e, ad un certo punto, siano stati utili per noi. Probabilmente si sono evoluti per tenerci vigili su pericoli o preoccupazioni in modo da non ignorarli. Questo spiegherebbe la loro utilità in milioni di anni di evoluzione. Ad esempio, se la nostra comunità fosse attaccata ci potrebbe essere il potenziale che si ripeta, o se un leone si aggirasse nelle vicinanze-avremmo bisogno di rimanere concentrati a meno che non volessimo essere mangiati. Sognare gli stress e le preoccupazioni che abbiamo è il modo del nostro cervello di lavorare attraverso le emozioni e mantenere la nostra attenzione concentrata sul pericolo. Di conseguenza, abbiamo incubi.

Gli scienziati hanno osservato che quando le persone stanno facendo degli incubi, c'è un aumento dell'attività cerebrale nell'amigdala, un'area chiave coinvolta nella paura e che rende gli eventi spaventosi molto più memorabili. Insieme al fatto che anche la corteccia prefrontale generalmente dorme, c'è un fallimento nel controllare e ragionare con lucidità in questa realtà spaventosa e ciò causa un incubo.[31]

SOGNI LUCIDI

Potrebbe esserci il potenziale per sfruttare i sogni a nostro vantaggio. Il sogno lucido è un fenomeno affascinante, sei consapevole di essere dentro un sogno mentre stai effettivamente sognando.

Pensalo un po' come il film *Inception,* con Leonardo Di Caprio, per cui se sai che stai sognando, hai il potenziale per far diventare il sogno come vuoi. Questo fenomeno è stato riconosciuto per la prima volta oltre 40 anni fa, e sebbene sia stato studiato nei decenni successivi, non possiamo ancora spiegare completamente perché accade o perché alcune persone sembrano sperimentarlo più di altri. Le stime suggeriscono che circa il 50% delle persone sperimenterà sogni lucidi ad un certo punto della loro vita, il 20% di noi li ha mensilmente e un piccolo numero di persone li vive quasi ogni notte.[32] Quello che sappiamo è che la CPF è molto più attiva nei sognatori lucidi. La CPF interagisce con altre aree del cervello e inizia ad aumentare la sua segnalazione al lobo temporale, che ora sappiamo essere vitale per creare e conservare i nostri ricordi. Un piccolo studio che cercava di ridurre gli incubi ha anche scoperto che coloro che erano in grado di fare sogni lucidi erano in grado di prevenire gli incubi o limitare il disagio provato durante il sogno.[33]

I sogni lucidi si verificano a causa di una maggiore connettività tra alcune regioni del cervello coinvolte nelle funzioni esecutive[a]. In altre parole, le parti intelligenti del nostro cervello sono in grado di parlare con il resto più liberamente durante il sonno rispetto al normale. Sebbene questa connettività sia stata mostrata nelle scansioni cerebrali, quando parliamo con persone che hanno spesso sogni lucidi, appaiono uguali a tutti gli altri. Sognatori lucidi o sognatori ordinari sembrano avere le stesse abilità di

---

[a] La connettività tra le regioni temporo-parietali, in particolare la corteccia prefrontale anteriore, giro angolare e giro temporale medio. Questo è solo un modo preciso per parlare delle aree coinvolte nei ricordi, nell'attenzione, nella consapevolezza spaziale e nell'elaborazione delle informazioni dai nostri sensi.[34]

memoria e consapevolezza, e dimostrano la stessa quantità di sognare ad occhi aperti di chiunque altro.

Non sarebbe interessante se potessimo prendere un normale sognatore e in qualche modo convertirlo in un sognatore lucido? Bene, poiché il neurotrasmettitore acetilcolina è fortemente coinvolto nella regolazione del sonno REM e della segnalazione cerebrale in generale, è possibile creare sogni lucidi modificando la quantità di acetilcolina nel nostro cervello di notte. LaBerge e colleghi hanno scoperto che il farmaco galantamina, che aumenta l'acetilcolina, aumenta anche le possibilità di sogni lucidi di oltre il 40%.[35] In questo momento, non si sa se siano identici ai sogni lucidi naturali, ma potrebbe essere un ottimo modo per studiarli in futuro con maggiore prevedibilità.

CREARE SOGNI ADATTI A TE

Sarebbe molto divertente cercare di partecipare a un sogno lucido. Potremmo parlare con la gente all'interno del sogno? Potremmo chiedere loro informazioni e utilizzarle per capire noi stessi a un livello superiore? È possibile usare questa tecnica per parlare in qualche modo con il nostro subconscio? Sentiti libero di provare se vuoi.

Ci crederesti se ti dicessero che c'è un dispositivo là fuori per permetterti di condividere un sogno lucido con un'altra persona? Nel 2012, un dispositivo EEG ha tentato di creare sogni sociali. L'idea è che due persone indossino ciascuna il dispositivo (connesso a Internet) e quando l'addormentato #1 inizia a sognare, una lampadina colorata si accende nella camera dell'addormentato #2. Con abbastanza pratica, l'addormentato può notare la luce, anche durante il sonno, e fare un sottile movimento con gli occhi o le dita, e l'attività cerebrale verrebbe rilevata e mandata all'addormentato #1. Ognuno ha una propria lampadina che dovrebbe innescare sogni lucidi in ciascuno di loro. La luce risulta simile a una sveglia che suona appena ti addormenti di cui incorpori il rumore (o in questo caso, la luce) nel tuo sogno.

Diventando lucidi nei propri sogni, ogni addormentato è consapevole dei segnali. In questa fase non è possibile interagire davvero, ma l'idea che si possano usare le onde cerebrali per inviare segnali ad un altro addormentato, influenzando il suo sogno è stato un grande concetto e un primo passo notevole nell'area del sogno sociale.

Se l'invio di messaggi al sognatore è stato il primo passo, Konkoly e colleghi hanno recentemente fatto un secondo passo ed è stato un grande passo![36]

Allenando un gruppo di persone ad avere sogni lucidi nei loro laboratori, il team è stato in grado di avere una comunicazione a doppio senso con i sognatori. Hanno chiesto ai sognatori di rispondere a semplici esercizi aritmetici, come 8 – 6, e il sognatore riusciva a rispondere con i movimenti degli occhi (ogni movimento rappresentava un numero). Loro continuavano a sognare ma sono stati in grado di ascoltare la domanda come parte del loro sogno. Alcuni l'hanno sentito come una voce fuori campo, altri attraverso una sorta di radio nel sogno che suonava in sottofondo.

Sebbene fosse difficile per il team di ricerca ottenere risultati riproducibili (solo il 25% dei tentativi ha avuto successo), alcuni dei sognatori ricordavano la domanda al risveglio. Questo studio dà più credito alla possibilità che un giorno potremmo interagire con il nostro subconscio durante i sogni e ricavarne delle idee.

Un ultimo pensiero sui sogni che vorrei condividere con voi è la possibilità di usarli a proprio vantaggio. Alcune tecniche tentano di utilizzare i sogni come qualsiasi altra abilità. Ti sei mai svegliato da un sogno ma l'hai dimenticato subito dopo? Bene, una tecnica chiamata richiamo dei sogni può essere una soluzione, per cui poco dopo il risveglio, scrivi ogni idea creativa che hai avuto in modo che qualsiasi idea che hai avuto possa essere ricordata quando ne hai bisogno. Il famoso scrittore horror Stephen King è noto per aver usato i sogni come fonte di creatività per le sue storie. Il suo libro *L'acchiappasogni* è in realtà basato su un sogno che ha avuto riguardo una capanna e degli autostoppisti.

Se hai un problema particolare a cui devi trovare una soluzione, allora l'incubazione dei sogni è la tua strategia! Prima di addormentarsi, è possibile concentrarsi su un problema che potresti avere. Con abbastanza tentativi, gli studi hanno dimostrato che è possibile sognare argomenti a tua scelta e usarli per concentrarti su un'area significativa della tua vita. Il genio matematico Srinivasa Ramanujan è famoso per aver spedito complesse formule matematiche a un professore dell'Università di Cambridge nei primi anni del 1900. Ciò che rende la sua storia ancora più incredibile è che Ramanujan viveva in un piccolo villaggio in India e non aveva un vero accesso a libri avanzati. All'età di 16 anni (aveva 25 anni quando inviò il suo lavoro a Cambridge) disse di aver visto le formule nei suoi sogni e di averle poi sviluppate da sveglio.

Per concludere c'è una tecnica intrigante chiamata profezia dei sogni e sarebbe quella più utile nella nostra vita da svegli. A chi non piacerebbe sognare gli eventi prima che accadano? Forse potresti evitare di essere in ritardo per lavoro o versarti addosso il tuo drink, o forse potresti concentrarti molto e imparare i numeri della lotteria per vincere milioni. Sembra radicale, ma ci sono numerosi resoconti di sogni che a quanto pare rappresentano scene e interazioni che poi sperimenti davvero nella tua vita. Inizialmente tendevano ad essere spiegati come déjà vu, ma è molto più probabile che l'esperienza sia semplicemente una coincidenza, considerando che migliaia di sogni non sono profetici. Ciò potrebbe anche essere collegato al fenomeno Baader-Meinhof (vedi Capitolo 2), per cui è più probabile notare queste coincidenze dopo esserne stati informati, visto il forte desiderio di fare affidamento su qualsiasi cosa per sostenere le tue idee, come quando pensi a un amico e lui ti chiama pochi istanti dopo, ma tendi a dimenticare le volte in cui hai pensato ad un tuo amico senza che ti telefonasse. Sentiti libero di provarci però!

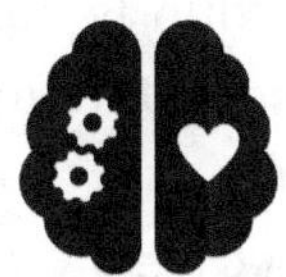

Il cervello congelato può ucciderti?

OK, quindi poiché questo è un libro di scienza, dovrei almeno provare a usare il termine medico corretto per il cervello congelato (chiamato anche emicrania da gelato), che è *ganglioneuralgia sfenopalatina*. Sai una cosa? Ho cambiato idea, è un po' un parolone, quindi penso che possiamo chiamarlo cervello congelato per questa parte, dopo tutto. Il cervello congelato avviene quando mangi o bevi qualcosa di ghiacciato troppo velocemente, causandoti un mal di testa rapido e intenso, che per fortuna se ne va altrettanto rapidamente.

Quando si cambia rapidamente la temperatura nella parte posteriore della gola vicino a due arterie importanti, al cervello non piace molto, perché queste due arterie sono cruciali. *L'arteria carotide* porta il sangue al cervello, e l'arteria *cerebrale* lo distribuisce in giro. L'improvviso cambiamento di temperatura causa un drammatico aumento del sangue che scorre attraverso entrambe le arterie, e il cervello lo nota.

Il dolore arriva quando i recettori della temperatura presenti sulle membrane del cervello, le *meningi*, notano il cambiamento e inviano messaggi al cervello. Il *nervo trigemino* (il nervo principale per viso e testa) viene attivato e provoca una sensazione intensa, che il cervello interpreta come dolore in modo da fermare qualsiasi cosa tu stia facendo (come mangiare il tuo peso corporeo in gelato). Il cervello congelato è un modo per il tuo corpo di dirti che la sensazione è troppo intensa. Al cervello piacciono le cose delicate e consistenti. Non vuole niente di più che vivere una vita noiosa in cui tutto è bello, controllato e sicuro.

Una volta che la bocca e la gola si riscaldano, i vasi sanguigni divengono più piccoli e il flusso sanguigno torna alla normalità, il che non richiede molto tempo. Anche se la sensazione di congelamento cerebrale non è molto piacevole e può sembrare qualcosa di serio, in realtà non lo è. Anche il più forte mal di testa da gelato è semplicemente un segnale intenso proveniente dal tuo cervello, e niente di più. Non è mai stato registrato nessun caso di qualcuno che sia morto o che abbia avuto altri effetti collaterali diversi da un'avversione al gelato - momentanea, ovviamente.

È interessante notare che le persone che soffrono di emicrania hanno maggiori probabilità di sperimentare la sensazione del cervello congelato. Il motivo esatto per cui ciò accade non è completamente compreso, ma è in fase di ricerca nel tentativo di trovare nuovi farmaci per l'emicrania.

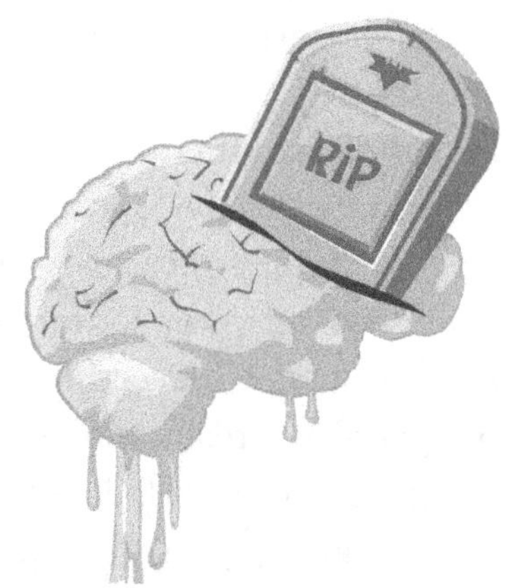

Troppo drammatico? Certamente si può avere questa sensazione durante il congelamento del cervello.

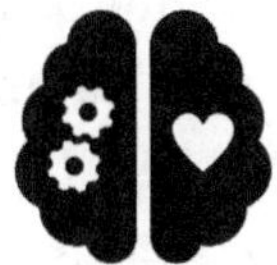

LE CELLULE DEL CERVELLO SI POSSONO RIGENERARE?

Storicamente, il cervello è stato visto come un notevole supercomputer ma che fatica a ripararsi e riprendere le sue funzioni se viene danneggiato. Ciò non è mai risultato più ovvio di quando ci si trova faccia a faccia con il compito apparentemente impossibile di riparare le lesioni cerebrali e del midollo spinale. La maggior parte dei neuroni che abbiamo dopo essere nati rimarranno con noi per il resto della nostra vita, ma nonostante ciò che potresti aver sentito, il cervello crea nuovi neuroni e può ripararsi - in una certa misura.

Prima ancora di nascere, le cellule cerebrali si dividono a un ritmo rapido. Questo processo raddoppia il numero di neuroni ogni volta. Si dividono e crescono a un ritmo tale che il cervello ha un surplus di neuroni. Così tanti che lentamente e in maniera precisa si riducono di numero per gran parte della nostra infanzia. Siamo nati con più neuroni di quelli di cui abbiamo veramente bisogno, e nel tempo, manteniamo solo quelli che sono utili per aiutarci ad imparare e capire il mondo che ci circonda. Il surplus viene lentamente ridotto fino a quando non abbiamo un cervello piccolo, agile ed efficiente.

Supponiamo che tutta questa crescita si verifichi solo in tenera età e dopo non più. In tal caso, è facile capire perché i neuroscienziati tradizionalmente credevano che il cervello adulto non potesse rigenerarsi e far crescere nuove cellule cerebrali. Ancora oggi è in corso un dibattito sull'entità della rigenerazione nel cervello adulto. La crescita delle cellule cerebrali, o *neurogenesi*, è un campo cruciale della ricerca nell'ambito delle neuroscienze. Nuove tecniche scientifiche che permettono agli scienziati di studiare il cervello vivente usando le scansioni cerebrali, o di far crescere le cellule cerebrali in laboratorio, ci hanno dato una conoscenza senza precedenti di come i neuroni crescono e si sviluppano. Quello che hanno rivelato è che il nostro cervello produce continuamente nuove cellule cerebrali. Circa 700 ogni giorno, per l'esattezza, e questo continua fino alla vecchiaia. La persona più anziana a mostrare neurogenesi ha 97 anni![37] Questo riguarda solo l'ippocampo (per lo più in un'area chiamata *giro dentato*) - non abbiamo nemmeno considerato la maggior parte delle altre aree.

Se ogni giorno venissero generate nuove cellule cerebrali, allora dovrebbero essere in grado di ripararsi dopo aver subito danni, giusto? Il cervello e il midollo spinale possono ripararsi entro un certo limite, ma il problema è che potrebbero non essere mai in grado di recuperare tutte le connessioni che avevano prima, con conseguente perdita di funzione. Questa può consistere in problemi con il movimento causati da paralisi, o problemi di parola o di memoria, dipende dall'area del cervello o del midollo spinale danneggiata. Il corpo umano però è intelligente e il cervello può imparare a ricollegare se stesso per adattarsi alle connessioni mancanti e cercare di ricostruirle altrove. Lo vediamo nelle persone che subiscono un trauma cerebrale, come un ictus, e che riescono a riprendere, almeno in parte, se non addirittura completamente, funzionalità.

Ciò che è importante notare è che i neuroni danneggiati possono rigenerarsi, e un recente studio di un gruppo di ricercatori in California ha scoperto che lo fanno regredendo a uno stato più giovane.[38] Il neurone, dopo aver riconosciuto il danno, tornerà ad essere un neurone bambino, quando è in grado di ricrescere per iniziare una nuova vita, dimenticando la sua vita precedente quando è stato danneggiato.[a]

Per la rigenerazione, le condizioni del neurone devono essere ottimali per promuovere la crescita, che è difficile da raggiungere per il corpo. Pensa a quando una persona si ammala o si ferisce. Va in ospedale per ricevere medicine e cure. L'ambiente è costruito in modo da promuovere la guarigione e il recupero. Non ci si aspetterebbe di fare un pieno recupero continuando con la vita quotidiana, e ignorando l'infortunio. Questo è essenzialmente ciò che la ricerca sta cercando di capire. Quale sarebbe quell'ambiente migliore (o l'ospedale) per i neuroni danneggiati? In altre parole, come diamo le migliori medicine e trattamenti per ottenere le migliori possibilità di rigenerazione delle cellule cerebrali? Ciò migliorerebbe la neurogenesi naturale nel cervello e migliorerebbe gli esiti delle lesioni.

La speranza per il futuro è che i neuroni possano essere coltivati in laboratorio utilizzando le condizioni di coltura migliori (ad esempio, con proteine come i fattori di crescita) e trapiantati di nuovo nel sito di lesione. I neuroni potrebbero quindi iniziare a rigenerare se stessi e le migliaia di connessioni che avevano precedentemente fatto con altri neuroni. Naturalmente, il cervello può farlo da solo, ma non in modo così efficiente come vorremmo.

---

[a] Tecnicamente i cambiamenti sono visti ad un livello genetico in quanto si ristabiliscono il numero di geni che promuovono cambiamenti neuronali e la ricrescita a livello trascrizionale, il che significa che l'RNA cambia al fine di creare nuove proteine trovate in una fase precedente della vita.

Quindi sì, le cellule cerebrali possono rigenerarsi, ma il processo è limitato, e le neuroscienze non sono ancora nella fase in cui è previsto un pieno recupero ogni paziente.

E allora la malattia? I neuroni possono riprendersi da malattie come la *malattia dei motoneuroni* (MND)? I motoneuroni inviano segnali dal cervello ai muscoli di tutto il corpo, dando loro istruzioni per muoversi. Nella MND (chiamata anche *sclerosi laterale amiotrofica*, SLA) i motoneuroni perdono la loro funzione e alla fine muoiono. Ciò è dovuto principalmente a proteine specifiche nei neuroni che non funzionano come dovrebbero, portando a una cascata di eventi che alla fine causano la morte cellulare. Anche altre cellule, come gli astrociti, vengono danneggiate e alla fine muoiono, il che ha un grande impatto sui meccanismi di riparazione del corpo.

Il corpo può riparare i motoneuroni se vengono danneggiati, ad esempio da una lesione da corpo contundente, ma i veri problemi si verificano quando c'è una malattia sottostante che fa sì che i neuroni diventino difettosi, e quei meccanismi di riparazione non riescono ad aiutare.[39] Pensatelo come la costruzione di una casa. Puoi avere i progetti giusti e un team di costruttori esperti, ma se vengono consegnati i mattoni sagomati sbagliati, sferici invece che rettangolari, allora la casa non verrà costruita con la stessa stabilità. Alla fine crollerà, indipendentemente da quanto sia buona la tua squadra di costruzione. Questo è ciò che accade nella MND, per cui la rigenerazione - o costruzione - è molto impegnativa per i neuroscienziati.

Le opzioni di trattamento per il futuro stanno guardando sempre di più alla terapia con cellule staminali, che essenzialmente sostituirà il camion di mattoni sferici con un camion pieno di mattoni rettangolari, quindi la casa verrebbe ricostruita come dovrebbe essere.

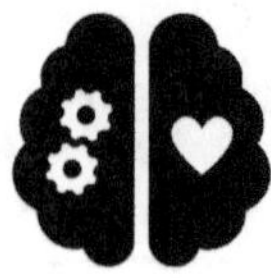

COME SONO CODIFICATI I RICORDI NEL CERVELLO?

Quando gli scienziati parlano di memoria, tendono a raggrupparla in due modi diversi. Il tipo di memoria che tutti conosciamo, per cui ricordiamo fatti ed eventi dei nostri giorni, è chiamato *memoria dichiarativa*. È un tipo di memoria più autobiografica- ne siamo consapevoli e, in una certa misura, abbiamo molto controllo su di essa. Il secondo tipo di memoria, chiamata *memoria non dichiarativa*, è ciò che i nostri cervelli usano a nostra insaputa, ed è essenziale per imparare nuove abilità e sviluppare abitudini. La memoria non dichiarativa è anche indicata come memoria subconscia.

La memoria può anche essere a breve e lungo termine. La nostra memoria a breve termine si applica a tutto ciò che ricordiamo per circa 30 secondi -1 minuto ed è dettata dai nostri lobi frontali, o in altre parole, dai nostri pensieri consci di ciò che stiamo cercando di ricordare. Il cervello è in realtà piuttosto limitato nella sua capacità di usare la memoria a breve termine in quanto può memorizzare solo tra i cinque e nove elementi di informazione in un dato momento.

L'ippocampo alla fine verrà reclutato per ricordare qualsiasi informazione per un periodo di tempo più lungo, ma se vogliamo conservare qualcosa nella nostra memoria a lungo termine, in modo da non dimenticarla, allora le memorie vengono conservate in tutto il cervello - un processo che può richiedere settimane per essere completato. Tramite questa domanda, scopriremo come vengono creati i ricordi a lungo termine e le cose precise che le nostre cellule cerebrali fanno per ricordare qualcosa quando ne hai bisogno.

CHE COS'È VERAMENTE LA MEMORIA?

Quando parliamo di memoria nel cervello, cosa intendiamo veramente? Se pensiamo a un ricordo d'infanzia felice di quando eravamo fuori a giocare con i nostri amici, come si comportano i nostri neuroni? I ricordi appaiono come un gruppo di immagini o di un breve video? Se potessimo guardare quei neuroni (e possiamo) potremmo davvero vedere quei ricordi? Tecnicamente, è possibile.

Sebbene la scienza non abbia ancora raggiunto lo stadio in cui si può decodificare un ricordo semplicemente guardando un neurone, ci sono cambiamenti reali che accadono in ogni cellula cerebrale per creare un ricordo. Per quanto riguarda i nostri ricordi a lungo termine, questo processo è stato studiato molto in una parte del cervello chiamata ippocampo. Qui, c'è un'altissima densità di cellule cerebrali, ed è possibile studiare la formazione della memoria con molta più chiarezza. Tuttavia, un ricordo non viene memorizzato come una bobina di un film - invece, vengono codificati piccoli dettagli dell'esperienza che poi ricreiamo noi stessi ogni volta che ricordiamo. Ogni volta rifacciamo il video dai pezzetti di ricordo, motivo per cui ogni volta sarà leggermente diverso. Nelle neuroscienze, questa idea è chiamata *schema distribuito sparso*, in cui ogni ricordo è codificato da un certo numero di neuroni, e quei neuroni possono anche essere reclutati in un secondo momento per aiutare a ricordare anche qualcos'altro.[40] I ricordi dipendono anche dal nostro stato emotivo, sia al momento dell'evento e sia quando cerchiamo di ricordarlo, e quindi questo giocherà un ruolo importante nel modo in cui ricordiamo qualcosa.

Poiché i ricordi sono fatti di tutti questi piccoli dettagli, sono in realtà creati e conservati in tutto il nostro cervello, nelle connessioni delle cellule cerebrali che codificano le nostre risposte emotive, il colore, il suono, il gusto e praticamente ogni altro dettaglio che si possa immaginare. La memoria a lungo termine viene creata in un processo chiamato potenziamento a lungo termine, o LTP in breve, che può richiedere da minuti a settimane per essere completato. Successivamente, andremo a guardare esattamente come appare l'LTP alle nostre cellule cerebrali.

MEMORIA A LUNGO TERMINE NEL CERVELLO

I ricordi a lungo termine iniziano a essere codificati quando succede qualcosa che fa sì che molti segnali cerebrali, o potenziali d'azione, vadano in un'area molto specifica tutto in una volta. Questo porta a cambiamenti nei neuroni, cambiamenti che i neuroscienziati chiamano plasticità. Questo è il motivo per cui il cervello è spesso indicato come plastico, perché i cambiamenti possono verificarsi durante la nostra vita.

La plasticità altera le sinapsi in modo che la comunicazione tra loro sia rafforzata e resa più facile ed efficiente per la volta successiva. Questo può accadere in modi diversi, ma di gran lunga il più studiato è l'LTP. Pensate a una cellula cerebrale come se fosse una strada, una strada importante che attraversa una città. Alla fine della strada, ci sono molte uscite (sinapsi) che portano ad altre strade più piccole (dendriti), e alla fine, altre città (altri neuroni). Ciò significa che tutte le uscite possono avere direzioni estremamente specifiche in base a dove vuoi andare (o cosa vuoi ricordare). Se succede qualcosa di movimentato che vuoi ricordare, ad esempio guidi per andare al concerto di Beyoncé, allora l'uscita diretta per lo stadio sarà piena di auto, molto più del solito (nel cervello, questo sarebbe un aumento dei potenziali d'azione). A causa della grande folla per il concerto, alla fine di questa uscita (sinapsi) verso lo stadio, porterebbe esserci un ingorgo.

Pertanto, le persone parcheggiano le loro auto e camminano verso lo stadio (le persone sono neuro-trasmettitori che si lanciano verso il prossimo neurone). Una volta arrivati allo stadio (ci vogliono circa 0.0005 secondi) tutti i fan di Beyoncé hanno bisogno di camminare attraverso uno stretto cancello (recettore AMPA).[a]

Ora c'è un problema: ci sono troppe persone e troppo pochi cancelli, e quindi è necessario creare altri cancelli (recettore NMDA).[b] Con il cancello in più che ora lascia entrare le persone, il flusso di persone è più controllato, ma il concerto è ancora molto popolare (dopo tutto, vedere Beyoncé cavalcare un elefante mentre canta in coreano perfetto sarebbe un evento sold-out, giusto?). Quindi, il buttafuori manda qualcuno fino alla strada dove sono parcheggiate tutte le auto, per dire loro che possono mandare altre persone perchè ora altri cancelli extra sono aperti.

---

[a] Quando il neurotrasmettitore glutammato si lega al primo recettore (AMPA), o in questo scenario, il primo cancello, cambia un po' la sinapsi. Provoca un piccolo cambiamento di tensione che rilascia magnesio, che era seduto nell'altro gate, o recettore NMDA. Ora stanno lavorando e il glutammato si lega ad entrambi.

[b] Se un neurone è un braccio, i dendriti sarebbero le lunghe dita che si estendono su altre braccia. La sinapsi sarebbe la punta delle dita che tocca le altre dita. Che romantico!

La cosa diversa è che questo messaggero non cammina semplicemente laggiù come al solito. Dopo aver visto la folla, non vuole doversi fare strada. Invece, afferra una manciata di palloncini (pieni di ossido nitrico - se aggiungi un po' di azoto diventerà gas esilarante) e galleggia sulla strada originale dove tutte le auto sono parcheggiate. Questo accade nei neuroni, quando l'ossido nitrico risponde al primo neurone, agendo come un segnalatore retrogrado.

Ora più persone vengono allo stadio per vedere Beyoncé.[c] Questa plasticità, o cambiamento, può richiedere settimane per essere completamente sviluppata, ma lascia il cervello con una base per nuovi ricordi a lungo termine. L'intero processo è un potenziamento a lungo termine, e la plasticità si riferisce al fatto che ci saranno sempre quei cancelli extra pronti, che lavoreranno in modo più efficiente, la prossima volta che vorrai quel ricordo. La sinapsi è stata modificata in modo permanente. Hai una "nuova memoria".

A volte, non così tante persone vogliono vedere Beyoncé, e quindi questi cambiamenti non accadono. Quando questo avviene, il cervello può dimenticare completamente il concerto. Questa situazione si chiama depressione a lungo termine, o LTD, e si verifica nel cervelletto per cose come, per esempio, il camminare o andare in bicicletta, perché non vogliamo ricordare le cadute - vogliamo solo conservare i ricordi di quando rimaniamo in piedi e abbiamo successo. Tuttavia, dobbiamo ricordare che questo riguarda solo il subconscio e non è qualcosa che possiamo usare consciamente – anche se sono sicuro che tutti vorremmo la capacità di dimenticare i ricordi brutti. Per quanto ci dice la scienza, i

---

[c] All'interno del neurone, il concerto sarebbe equivalente all'aumento degli ioni di calcio, che causano cambiamenti all'interno del neurone per aiutare a creare una memoria

ricordi a lungo termine non ci lasciano mai: sono sempre conservati da qualche parte, anche se sono difficili da trovare.

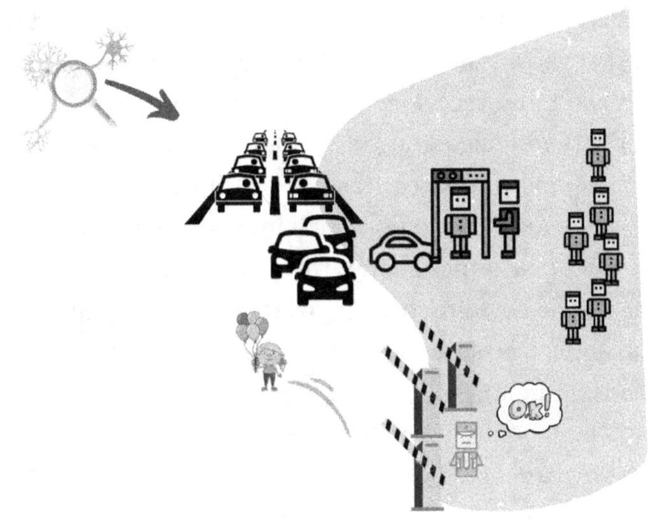

Il potenziamento a lungo termine è un processo multistep che porta all'adattamento neuronale nel tempo.

La Paura

Anche se parliamo dell'ippocampo come necessario per creare ricordi, la realtà del cervello è molto più complessa. Siamo esseri emotivi, e per questo leghiamo delle emozioni ai nostri ricordi. Quindi, sebbene il lobo temporale (l'area della memoria) sia importante per creare i ricordi, esso ha connessioni con altre parti del nostro cervello: parti che ci diranno se è un ricordo felice e ci fa sentire bene, o una parte del nostro cervello che ricorda un odore particolare (come profumo, o candele usate solo a Natale), che aiuterà a innescare ricordi associati a tale stimolo. Spesso capita che l'odore o il sapore di qualcosa riporti alla memoria un ricordo ad esso associato, questo succede perché si attivano quelle specifiche connessioni cerebrali che attivano l'intera memoria.

Anche i lobi frontali del nostro cervello, che includono la corteccia prefrontale e la corteccia cingolata anteriore, fungono da bibliotecario, controllando i libri in biblioteca prima che tu ne scelga uno, per assicurarsi che sia adatto a ciò che cerchi (cioè danno contesto e significato alla memoria). Nello stesso modo in cui ricordiamo gli eventi felici della nostra vita, possiamo anche ricordare cose che ci hanno spaventato. Essenzialmente impariamo ad avere paura di cose che potrebbero essere pericolose per noi. *L'amigdala*, una piccola area in cima al tronco encefalico, ha un grande ruolo nelle nostre emozioni e nella nostra paura, con connessioni con molte altre aree del nostro cervello che ci aiutano a contestualizzare la paura. Per esempio, abbiamo paura solo perché stiamo guardando un film quando in realtà nulla può farci davvero del male? In questo caso, i nostri centri logici spiegheranno al resto del cervello che non vogliamo che questa paura formi un ricordo debilitante (il cervello non sempre ha ragione, il che può portare a disturbi della paura e dell'ansia). In contrasto, il nostro cervello può anche decidere se una situazione spaventosa o pericolosa, come essere attaccati in un vicolo buio, dovrebbe essere ricordata. In questo modo, riconosciamo il pericolo e sviluppiamo un'appropriata paura dei vicoli bui di notte, questo grazie alla nostra amigdala, CPF, ippocampo e altri.

Un uomo chiamato H.M.

Il modo in cui i neuroscienziati hanno storicamente studiato il funzionamento del cervello è osservando le persone dopo infortuni. Un modo per ottenere un'enorme quantità di informazioni è guardare a ciò che accade quando il cervello è danneggiato e ha lesioni. Nel 1953, un uomo di 27 anni, di nome Henry Molaison ma citato con le sue iniziali H.M., che soffriva di grave epilessia optò per un intervento chirurgico nel tentativo di liberarsene. L'intervento ebbe delle conseguenze tragiche. La rimozione di alcune parti dei suoi lobi temporali fu così estrema che perse la sua capacità di formare nuovi ricordi. Poteva ricordare i nomi di amici e familiari di prima dell'operazione, ma tutte le nuove persone venivano rapidamente dimenticate. Le conseguenze arrivarono fino alla perdita dei ricordi relativi ai 10 anni precedenti il suo intervento chirurgico.

La cosa interessante è che, se a H.M. fosse stato chiesto di ricordare brevemente una serie di numeri, avrebbe potuto farlo facilmente, ma non appena si distraeva o iniziava un nuovo compito, li avrebbe dimenticati. A causa di H.M., ora sappiamo che il lobo temporale mediale è essenziale per trasformare le informazioni in memoria a lungo termine. In sostanza, il lobo temporale mediale è il bibliotecario tranquillo ed educato che organizza i libri in modo che possano essere facilmente recuperati in un secondo momento. Ulteriori studi ci hanno dimostrato che altre aree, chiamate *nucleo caudato e putamen*, sono importanti nell'apprendimento e nella memoria, il che è stato osservato nei cervelli dei campioni di memoria (sì, è una cosa reale ed è fantastica). Anche se tragico, abbiamo imparato molto da H.M. su come il cervello trasferisce i ricordi in una memoria a lungo termine e, ironia della sorte, non sarà mai dimenticato per questo.

SAPENDO TUTTO QUESTO, POSSIAMO MIGLIORARE LA NOSTRA MEMORIA?

Quanto facilmente ti ricordi un matrimonio, o eventi sportivi dal vivo, o forse anche un incidente d'auto? Devi lavorare sodo per ricordarlo o ti torna in mente facilmente? Che dire di una conversazione che hai avuto con un amico in un martedì a caso un anno fa - ti ricordi di cosa avete parlato entrambi?

Alcune cose che ci accadono sembrano essere sempre radicate nella nostra memoria (nel bene e nel male) senza troppi sforzi. C'è una ragione per questo. I nostri cervelli amano imparare cose nuove e rispondere bene ad eventi ad alto contenuto emotivo che coinvolgono molti dei nostri sensi (suono, visione, ecc.). Ciò ha svolto una funzione essenziale durante tutta la nostra evoluzione. Se ci imbattessimo in una sorgente d'acqua inaspettata da cui poter bere, il nostro cervello vorrebbe ricordarlo. Così come un'area pericolosa piena di predatori da evitare in futuro. Gli eventi che accadono che attivano le nostre risposte emotive, come essere molto entusiasti di vedere l'acqua, sono più facilmente codificati dal nostro cervello, pronti per un momento in cui le informazioni potrebbero essere necessarie. Se il cervello non pensa che le informazioni siano nuove o particolarmente interessanti (come una conversazione che hai già avuto un centinaio di volte), allora non attiverà una risposta sostanziale nei nostri neuroni, lasciando il nostro cervello a concentrarsi su cose più importanti.

I campioni mondiali della memoria usano questa comprensione delle neuroscienze a loro vantaggio. Il cervello può ricordare una sequenza di numeri (meno di 10) per un breve periodo di tempo prima di dimenticarli. Se qualcuno vuole conservarli ancora per molto tempo, può ripetere i numeri più e più volte con la speranza che siano codificati nella memoria a lungo termine. Questo funziona perché lo stimolo ripetuto alla fine rafforzerà le sinapsi, ma è un processo molto lento e molto noioso. Invece, i campioni di memoria associano un'immagine, una scena o una persona immaginaria a un numero particolare (funziona anche per cose che non sono numeri). Il campione mondiale di memoria Ryu Song può ricordare quasi 7.500 cifre binarie (solo 1 e 0) in soli 30 minuti. A causa di anni di pratica, è stato dimostrato che il cervello degli atleti della memoria (il termine ufficiale) cambia per adattarsi a questa memoria sovrumana. Le scansioni cerebrali della risonanza magnetica funzionale (fMRI) rivelano che l'ippocampo e il nucleo caudato sono entrambi aumentati di dimensioni e c'è una migliore connettività tra di loro.[41] Questa misurazione fMRI è così accurata che i ricercatori sono stati in grado di prevedere le classifiche nei campionati di memoria basate esclusivamente sulle dimensioni delle aree del cervello.

Poiché le scansioni sono state fatte sulle persone una volta che avevano già dedicato anni di allenamento della memoria al loro mestiere, non è noto se avessero una connettività superiore (quanto facilmente le regioni cerebrali parlano tra loro) o le stesse dimensioni cerebrali prima di diventare atleti di memoria. Tuttavia, è molto più probabile che siano nati con un cervello normale, ma con una predisposizione per i compiti di memoria, e il loro cervello si sia sviluppato in questo modo dopo gli allenamenti.

Ciò significa che puoi migliorare la tua memoria con le stesse tecniche utilizzate da questi campioni di memoria. Il trucco è immaginare qualcosa di unico, molto strano, e che coinvolge altri sensi come il tuo odore e gusto (immaginando un troll maleodorante a cavallo potrebbe essere usato per il numero 10, per esempio). Nel tempo, e con la pratica, queste scene e immagini esagerate possono aiutare una persona a ricordare quasi tutto, in pochi secondi. Può sembrare strano, ma per il cervello, è più facile ricordare un troll a cavallo visto che non si vede spesso. Ulteriori tecniche di memoria possono utilizzare luoghi, come una casa o una città che conosci, perché possono essere riempiti con molte immagini creative che il cervello riconoscerà più facilmente. Prova da solo! Vedi se riesci a ricordare 7.500 numeri meglio con immagini divertenti, piuttosto che ripeterli semplicemente.

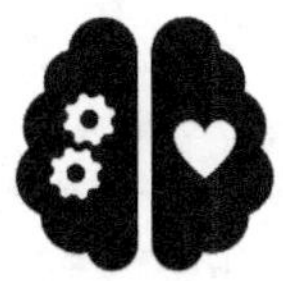

Un genio ha un cervello diverso?

Alcuni di noi nascono con un cervello che li rende destinati a diventare un matematico di fama mondiale o un artista sconvolgente che può ridurre qualsiasi persona in lacrime con una sola pennellata? Questi tratti sono impostati nel nostro cervello dal giorno in cui siamo nati, o possono essere acquisiti, adattati e sfruttati? Un genio ha un cervello diverso?

Quando penso all'intelligenza, tendo a pensare a un personaggio in stile Matt Damon che scrive equazioni alla lavagna, come nel film Will Hunting-Genio Ribelle. Ma ci sono molti tipi di intelligenza (la teoria attuale dice un minimo di nove), come l'intelligenza interpersonale, logico-matematica e musicale. In generale, l'intelligenza è dettata da quanto bene il cervello è collegato ad altre regioni. Esploriamo questo un po' di più quest'argomento.

Per rispondere a questa domanda, parleremo dell'intelligenza logico-matematica, che è più assimilabile alla visione tradizionale dell'intelligenza e del QI. Le neuroscienze tendono a studiare l'intelligenza in tre modi. Un modo è esaminare la struttura e la funzione del cervello - in sostanza, il cervello ha un aspetto diverso a seconda del QI? Un altro è cercare differenze nel DNA che potrebbero essere collegate all'intelligenza. Terzo è come il nostro ambiente e le nostre esperienze di vita contribuiscono alla nostra intelligenza, il che significa che se passiamo tutta la nostra vita studiando la meccanica quantistica, ci sono buone probabilità che miglioreremo il nostro QI.

È un mito comune che le persone nascano intelligenti e che non c'è molto che si possa fare dopo. Se non hai la fortuna di nascere con il potenziale per un QI astronomico, allora buona fortuna. Non è vero! Ma ci sono differenze nel cervello delle persone che hanno un livello più alto di intelligenza, esse sembrano un po' diverse.

Piccoli pezzi di cervello rimossi durante interventi chirurgici ci hanno mostrato che i neuroni stessi possono avere dendriti più grandi (i lunghi bracci di allungamento del neurone) che si ramificano in percorsi più complessi con altri neuroni.[42] Inoltre, le regioni del lobo frontale e temporale del cervello, ampiamente considerate come la fonte di gran parte della nostra intelligenza, sono più grandi nelle persone con un livello più elevato di intelligenza. Entrambe queste misurazioni sono state correlate al QI. In altre parole, cervelli più grandi e complicati renderanno una persona più intelligente.

Se così fosse, ci aspetteremmo che le persone con un cervello più grande siano sempre le più intelligenti tra noi, giusto? Un gruppo di ricerca ha esaminato molti studi diversi sulle dimensioni del cervello e QI, esaminando più di 8.000 cervelli, e ha infatti confermato che un cervello più grande è un fattore che contribuisce all'intelligenza.[43] Tuttavia, prima di montarci la testa, la dimensione del cervello è solo una delle variabili che contribuiscono a prevedere l'intelligenza di una persona, per non parlare del fatto che è la dimensione relativa del cervello rispetto alla persona che è importante. I ricercatori si sono affrettati a riconoscere che sebbene sia un fattore, in realtà, le dimensioni del cervello non fanno poi molta differenza - l'impatto reale deriva da quanto bene il cervello è connesso e quanto facilmente parla con altre regioni.

Questa connettività cerebrale è il segreto di molte imprese brillanti che il cervello compie, e per quanto ci insegnano le neuroscienze, è la vera ragione per cui diventiamo più intelligenti. Le scansioni MRI ci dicono che quando specifiche regioni cerebrali, come *l'insula anteriore* e il *giro occipitale medio*,[a] sono ben collegate al resto del cervello, le informazioni sono in grado di fluire più liberamente ed efficientemente, rendendo il nostro cervello un po' più intelligente.[44] Questo consente ai messaggi intelligenti di avere la priorità quando si fanno strada attraverso il cervello - un po' come avere un amico geniale tra le chiamate rapide mentre gli altri sono nella normale lista dei contatti. Le scansioni cerebrali hanno anche rivelato che connessioni più deboli tra alcune altre aree che possono fornire informazioni irrilevanti o distraenti per il compito che si sta svolgendo possono anche creare delle reti neurali efficienti per l'intelligenza.[b]

Non è solo questa connessione con altre regioni del cervello, ma anche all'interno delle singole regioni. Immaginalo così: stai parlando al telefono con il tuo lontano parente che sta prendendo il sole su un'isola da qualche parte. È bello essere in contatto, anche perché devi controllare se stanno venendo da te per le vacanze. Naturalmente, devi anche parlare con il resto della famiglia, i tuoi genitori e

---

[a] L'isola anteriore è importante per la consapevolezza di sé e prendere decisioni, e il giro medio occipitale ha un ruolo importante nella percezione spaziale, per esempio proietta il tuo corpo e le altre cose tridimensionali nella tua mente.

[b] Particolarmente le connessioni con il lobo parietale inferiore coinvolte nella percezione delle emozioni, attenzione e linguaggio. Anche il giro frontale superiore, importante per le funzioni cognitive e di memoria, e la giunzione temporo-parietale che ha varie funzioni connesse con il nostro codice morale, matematica, percezione, attenzione ed interazioni sociali.

fratelli, che ospiteranno la riunione di famiglia. Parlare con i tuoi genitori e fratelli è forse la parte più importante della costruzione dell'intelligenza. Se non riesci a organizzare una riunione a casa tua, non sarà possibile invitare parenti lontani. Quando il tuo cervello riesce a parlare sia con la famiglia vicina e lontana ciò ha grandi implicazioni su come si sviluppa l'intelligenza.

Il cervello dei grandi

Questo discorso va bene per la maggior parte delle persone, ma cosa mi dici del cervello di un genio? Se possiamo vedere differenze tra le persone normali negli studi scientifici, allora dovrebbe essere possibile vederle anche nel cervello di qualcuno come Albert Einstein, per esempio.

Il cervello di Einstein è stato notoriamente studiato per decenni (e contro la sua volontà, potrei aggiungere). Gli scienziati l'hanno guardato in ogni modo immaginabile e hanno trovato una serie di caratteristiche sorprendenti. Il cervello è composto da neuroni e molti tipi diversi di cellule chiamate cellule gliali. Fanno molte cose diverse per aiutare i neuroni, aiutando il cervello a funzionare al meglio. Il cervello di Einstein aveva molte più cellule gliali, in particolare nelle aree associate all'elaborazione matematica e all'integrazione di informazioni provenienti da diverse regioni del cervello,[c] in combinazione con una migliore connessione tra i due emisferi cerebrali. Si pensa che queste differenze nel cervello di

---

[c] Due aree mostrarono un maggior numero di cellule gliali: l'area parietale inferiore, che è fortemente coinvolta in matematica, e il giro angolare, che fa parte della corteccia parietale e coinvolto nell'elaborazione dei numeri, nella memoria e nell'attenzione.

Einstein avrebbero potuto essere responsabili dei suoi famosi esperimenti di pensiero e abilità intellettuali.

Vale la pena ricordare che, a differenza di tutti i dati pubblicati, studiare il cervello di Einstein non può mai darci indizi significativi sulla mente di un genio. Nonostante tutte le osservazioni, resta solo un cervello. Per una vera comprensione, gli scienziati dovrebbero studiare centinaia di cervelli geniali per essere in grado di confrontare le differenze. Molti degli studi presentano però diversi difetti che invalidano alcuni dei dati. Anche i cambiamenti più significativi che sono stati osservati nel cervello di Einstein possono semplicemente essere il risultato di una vita di apprendimento e studio, che si è tradotto in un miglioramento del cervello e del QI. Quindi, alcuni suggeriscono che possa offrire indizi sulla genialità, altri suggeriscono che stiamo chiedendo troppo alla ricerca.

È difficile guardare indietro nella storia e capire cosa ha reso grande una persona, ma ciò non ha impedito a un altro gruppo di ricerca di provarci. Leonardo da Vinci è ampiamente considerato come una delle persone più talentuose che siano mai vissute. Famoso per la sua brillantezza come artista, inventore e ingegnere, ciò ha reso il suo cervello spettacolare scatenando la curiosità di molti per secoli. Secondo un team di scienziati, da Vinci potrebbe aver avuto l'ADHD (disturbo da deficit di attenzione / iperattività), caratterizzato da attacchi di procrastinazione, vagabondaggio mentale e irrequietezza.[45]

Questo team ipotizza che Leonardo sia stato in grado di incanalare positivamente il suo ADHD per alimentare la sua creatività e permettersi di padroneggiare il suo mestiere, e anche che possa aver avuto una qualche forma di dislessia, la quale ha solo aggiunto mistero alla sua originalità. Non conosceremo mai la realtà, naturalmente, ma ci ricorda che tutti, indipendentemente dell'unicità del proprio cervello, hanno il potenziale per essere grandi.

Puoi trasformare il tuo cervello in quello di un genio? La scienza ci dice che imparare continuamente e sfidare te stesso migliorerà il volume cerebrale, la connettività e l'intelligenza, mentre il tuo cervello si adatta alle nuove sfide. Secondo la teoria delle reti neurali, ognuno, chiunque esso sia, ha l'opportunità di migliorare il proprio livello di intelligenza. Poiché l'intelligenza è associata alla struttura delle reti cerebrali interne (i parenti che ospitano la riunione di famiglia nell'analogia sopra citata), imparando continuamente ed esponendoti a nuove esperienze, avrai le migliori possibilità di migliorare la tua intelligenza e il tuo QI, il che è qualcosa che possiamo fare tutti, anche senza un cervello "geniale".

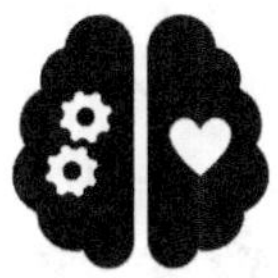

IL CERVELLO PUÒ VERAMENTE ESSERE MULTITASKING?

Quando viene chiesto, la maggior parte delle persone prova un grande senso di orgoglio nell'affermare di essere multitasking. Possono fare due cose contemporaneamente e farle così bene che le persone sono sbalordite da quanto sia magnifico. Ma è tutto vero? Le persone possono davvero guidare durante l'invio di messaggi o leggere un libro mentre scrivono un'e-mail?

Anche se senti di poter essere multitasking e farlo molto bene, le neuroscienze non lo confermano. Il multitasking è stato studiato in laboratorio in vari modi che consentono agli scienziati di registrare l'attività cerebrale. Quello che i dati mostrano è che il cervello è in grado di prestare attenzione solo a una cosa alla volta. Due attività competono per la stessa potenza e attenzione, una sfida ardua per il cervello. Poiché il cervello non può fare entrambe le cose contemporaneamente, sposta rapidamente la sua attenzione tra entrambe le attività[46] - un metodo che gli scienziati chiamano (in modo poco creativo) cambio di attività.

Il problema con il cambio di attività è che entrambe le attività chiedono al cervello istruzioni e informazioni pertinenti su cosa fare. Se vogliamo leggere un libro e scrivere un'e-mail allo stesso tempo, potremmo iniziare a leggere un capitolo, ma quando ci concentriamo di nuovo sull'e-mail, il cervello deve fermare le istruzioni che aveva preparato per la lettura e puntare sui progetti per la scrittura. Quando iniziamo a scrivere, c'è un breve ritardo mentre il nostro cervello si stacca dalla lettura. Allo stesso tempo, deve capire quali informazioni possono essere rilevanti e quindi la nostra prestazione diminuisce in ogni attività. Allo stesso modo, quando il nostro cervello torna alla lettura, deve riorganizzarsi di nuovo, portando a una minore produttività sia nella lettura che nella scrittura rispetto a fare una sola attività alla volta. Come fare zapping in TV. Si cambia tra i vari canali e non si presta attenzione a nessuno di essi.

La ragione di ciò ha molto a che fare con le aree esecutive del cervello. La corteccia frontale fornisce[a] al nostro cervello un controllo cognitivo generale, il che significa che decide a cosa prestare attenzione e di quali informazioni memorizzate dal nostro cervello potrebbe aver bisogno. Controlla ciò che facciamo e ha l'ultima parola su come prestare attenzione al compito in questione. L'aggiunta di attività extra interrompe questo processo, il che significa che il nostro cervello non può essere multitasking.

Man mano che invecchiamo, la corteccia frontale non lavora in modo altrettanto efficace con il resto del nostro cervello. La connessione tra questa regione e altre parti è molto più bassa; ad esempio, tra le regioni di attenzione e memoria. Ciò significa che con l'avanzare dell'età diventa molto più difficile per il cervello cambiare attività.[47]

Tuttavia, per lasciarti con qualche speranza, il nostro cervello può essere un po' multitasking se i compiti sono tipi di attività diverse. Ad esempio, non possiamo parlare e scrivere in modo efficace allo stesso tempo, o ascoltare un programma TV durante la lettura perché entrambe le attività

---

[a] Le regioni frontoparietali coinvolte comprendono la CPDL e la CCA (corteccia prefrontale dorsolaterale e corteccia cingolata anteriore). Hanno il compito di dare priorità alla nostra attenzione su un compito e di ridurre la nostra attenzione ad altri compiti meno importanti.

richiedono che le aree linguistiche funzionino ad alto livello. Ma il nostro cervello può elaborare due flussi di informazioni se le due aree necessarie non si sovrappongono. Possiamo ascoltare musica o un audiolibro (ad esempio, un particolare libro di neuroscienze di un affascinante inglese) mentre eseguiamo un compito motorio come correre o camminare – motivo per cui non cadi ogni volta che ascolti musica durante la tua corsa mattutina. Quindi, se vuoi davvero essere multitasking, cerca di trovare modi creativi per combinare attività che il tuo cervello può gestire separatamente.

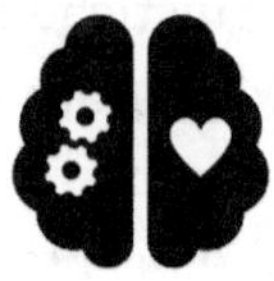

COS'È LA DEPRESSIONE E COSA CAMBIA NEL CERVELLO?

La depressione è una malattia debilitante con sintomi ad ampio raggio che variano tra le persone. Una breve descrizione sarebbe che è un disturbo dell'umore con episodi di pensieri ed emozioni negative. Ma in realtà, è molto più complicato di così. È una malattia ricorrente (l'88% delle persone sperimenta più di un episodio) che si insinua in molti aspetti della vita, influenzando l'umore e la motivazione, il sonno e la concentrazione, e alla fine lasciando le persone più suscettibili a pensieri suicidi.[a] Il numero di persone che soffrono di depressione ogni anno è incredibilmente alto: colpisce circa il 20% della popolazione ad un certo punto della loro vita, ma di solito appare per la prima volta quando le persone hanno tra la metà dei 20 e i primi 30 anni.[48]

Potresti aver già sentito parlare un po' o molto di depressione. Se l'hai fatto, è molto probabile che tu sappia di una relazione con uno squilibrio di un neurotrasmettitore chiamato *serotonina*. Questa idea è nata per la prima volta nel XX secolo, quando è stato scoperto che un farmaco usato per trattare l'ipertensione ha anche aiutato persone con sintomi simili alla depressione. Il farmaco, la *reserpina*, sembrava ridurre la ricaptazione dei neurotrasmettitori chiamati monoammine, che includono serotonina, dopamina e

---

[a] Per il supporto, ci sono una serie di siti Web che possono offrire i loro servizi, come depressionuk.org nel Regno Unito, adaa.org negli Stati Uniti e mdsc.ca in Canada, ifightdepression.com disponibile 15 lingue, incluso l'italiano.

noradrenalina (chiamata anche norepinefrina). La teoria alla base di questo processo è giustamente chiamata *ipotesi della monoammina*. Mentre è vero che livelli ridotti di monoammine, in particolare di serotonina, si trovano nel cervello durante la depressione, aumentarli durante il trattamento della depressione non sempre produce grandi risultati. L'ipotesi che la bassa serotonina causi depressione è tutt'altro che perfetta, ma è rimasta una spiegazione popolare in gran parte perché molti farmaci che aumentano la serotonina possono essere efficaci nei pazienti con depressione.[b] Tutti i farmaci antidepressivi sul mercato oggi aumentano almeno una di queste monoammine, ma la teoria rimane complicata da dimostrare visto che molti trattamenti impiegano molto tempo per mostrare benefici e circa il 30% delle persone non sembra rispondere affatto.

C'è un barlume di speranza. Recentemente, un nuovo farmaco, l'esketamina, è stato approvato per il trattamento della depressione e funziona particolarmente bene nelle persone che non beneficiano dei normali antidepressivi. Inizia a funzionare in sole due ore e può ridurre significativamente i sintomi gravi compresi i pensieri suicidi. È particolarmente interessante perché funziona in modo completamente diverso degli altri antidepressivi alterando il modo in cui il neurotrasmettitore glutammato influisce su determinate vie del cervello, aumentando in definitiva il fattore neurotrofico derivato dal cervello, una proteina che aiuta i neuroni a

---

[b] Quando neurotrasmettitori come la serotonina vengono rilasciati nella sinapsi, ci sono recettori sulla superficie dei neuroni che assorbono l'eccesso. Così il neurone riceve un segnale rapido e non è in uno stato di attivazione costante a causa di eventuali neurotrasmettitori rimasti che galleggiano intorno. Questi recettori di recupero sono bloccati da farmaci chiamati inibitori selettivi della serotonina (SSRI). Con i farmaci, ora c'è più serotonina alla sinapsi, che è fondamentale quando i livelli sono bassi per cominciare.

crescere, qualcosa di cui discuteremo di seguito in modo più dettagliato.

I farmaci non sono l'unico modo con cui gli scienziati stanno cercando di trattare la depressione. Nel ricercare modi migliori per trattare le persone che non beneficiano delle terapie tradizionali, il farmaco psichedelico *psilocibina*, è stato testato con grande successo. Per anni, ci sono stati suggerimenti sul fatto che questo allucinogeno può essere efficace nel trattare dipendenza, ansia, depressione e persino aiutare nella meditazione. Recentemente, un piccolo studio clinico ha dimostrato che la psilocibina è efficace sia nella depressione che nell'ansia, probabilmente a causa dell'aumento della serotonina e del glutammato nel cervello.[49] Saranno necessari ulteriori studi con un numero maggiore di soggetti coinvolti, ma i primi dati sono positivi.

CAMBIAMENTI DEL CERVELLO

Un cervello sano può cambiare nel tempo. Forma nuove connessioni per aiutarci a imparare cose nuove nel corso della nostra vita. Nella depressione, vediamo la perdita di molte di queste connessioni nel tempo.

Attraverso tecniche di imaging cerebrale come la risonanza magnetica, gli scienziati hanno notato che specifiche regioni cerebrali si restringono durante la depressione. La regione della memoria nell'ippocampo e le aree vicine che trasmettono il significato dietro i ricordi (CPF e CCA) sono più piccole nei pazienti depressi. Si restringono a causa di una perdita di materia grigia (neuroni e sinapsi), specialmente nelle aree del cervello responsabili dei nostri pensieri emotivi e di come vediamo non solo il mondo, ma noi stessi. Il contenuto emotivo delle nostre esperienze quotidiane è un aspetto cruciale per mantenere la nostra salute mentale e probabilmente ha un grande impatto sui nostri pensieri e sentimenti interiori durante la depressione.

Un'altra area, chiamata *giro dentato* dell'ippocampo, si restringe drasticamente nei pazienti depressi non trattati rispetto ai pazienti trattati.[50] Anche questa regione cerebrale fa parte dell'area della memoria e aiuta il cervello a formare nuovi ricordi. Gli scienziati hanno posto molto l'attenzione su di essa nel tentativo di capire il legame tra la depressione e la nostra capacità di collegare nel solito modo contenuti emotivi positivi con nuovi ricordi.

STRESS – UNO DEI PIÙ GRANDI NEMICI DEL CERVELLO

In che modo la depressione porta a cambiamenti nel cervello? Gli scienziati non hanno tutte le risposte per questo argomento, ma ciò che è noto è che lo stress cronico è una delle ragioni per cui ciò potrebbe accadere. Lo sappiamo perché, tra le altre cose, regioni cerebrali di dimensioni ridotte sono state osservate nell'ippocampo e nel giro dentato dei roditori in condizioni di stress cronico.[51]

Il corpo è molto sensibile allo stress, in particolare allo stress cronico a lungo termine. L'asse IIS (ipotalamo-ipofisi-surrenale) è il centro di controllo dello stress del cervello e invia ormoni per aiutarlo ad affrontarlo. La scarsa regolazione dell'asse IIS durante la depressione risulta in livelli superiori al normale dell'ormone dello stress *cortisolo*. Il cortisolo è stato correlato con scarse risposte al trattamento e una maggiore probabilità che la depressione si ripresenti. Con questo in mente, avrebbe senso che i trattamenti per la depressione si concentrassero sull'asse IIS per cercare di ripristinare quell'equilibrio, ma finora qualsiasi tentativo di modificarlo non ha funzionato davvero, il che significa che gli scienziati hanno ancora molto da capire su come la depressione influenzi il cervello.

Un recente studio ha esaminato uno specifico gruppo di neuroni all'interno dell'ipotalamo *(il nucleo arcuato)*, normalmente attivato dal cibo e dalla fame o dalle risposte emotive.[52] Ciò che il gruppo di ricerca ha scoperto è che lo stress imprevedibile, come la morte inaspettata di un amico o di un familiare, fa sì che questi neuroni specifici diventino meno attivi. Essi smettono di lavorare come dovrebbero, e questo potrebbe essere uno dei motivi per cui eventi traumatici isolati possono mandare qualcuno in una spirale di depressione. Ma la cosa interessante è che questi neuroni potrebbero essere ingannati a lavorare di nuovo, il che ha invertito alcuni sintomi simili alla depressione negli animali. Sebbene sia difficile replicare la vera depressione negli studi sugli animali, questo gruppo di ricerca pensa di aver trovato l'anello mancante che stavano cercando. Questo sottoinsieme di neuroni specifici che vengono spenti durante la depressione, e sono invece attivi nelle persone non depresse, può essere cruciale nel modo in cui affrontiamo improvvisi eventi stressanti. Questo è importante perché si potrebbero creare dei farmaci che stimolino artificialmente questi neuroni, invertendo i sintomi e la neurobiologia dietro alla depressione.

Un altro attore importante nel gioco dello stress è il fattore neurotrofico cerebrale, o BDNF in breve. È una proteina che mantiene in vita i neuroni e li incoraggia a crescere, ed è fondamentale per aiutare il cervello ad affrontare lo stress. Quando i livelli di BDNF sono inferiori al normale, siamo più vulnerabili agli effetti dello stress sulla nostra salute. Inoltre, i livelli di BDNF sono ridotti nel cervello durante la depressione e aumentati quando vengono presi antidepressivi e si allineano strettamente con i sintomi dei pazienti. A causa di osservazioni come queste, gli scienziati credono che il BDNF possa influenzare il modo in cui le regioni cerebrali si restringono durante la depressione. Dobbiamo ancora capire perché il BDNF cambia in alcune persone, ma a volte, i cambiamenti derivano dal DNA che codifica per un leggero cambiamento. Questa alterazione significa che il codice genetico di ogni neurone è diverso, causando problemi a valle che alla fine portano alla perdita di materia grigia e al restringimento di alcune regioni cerebrali. Questo processo è stato costantemente osservato nell'ippocampo, ad esempio – un'area importante non solo per la funzione della memoria, ma anche per le nostre reti emotive. L'influenza dell'alterazione del BDNF è così grande che il semplice fatto di avere questo cambiamento aumenta le possibilità di sviluppare depressione ad un certo punto della nostra vita.

Sebbene gli scienziati pensino che ci possa essere una componente genetica nella depressione, cioè che il DNA abbia un ruolo, visto che i familiari stretti di chi soffre di depressione hanno possibilità maggiori di circa tre volte di svilupparla, non è ancora chiaro perché alcune persone ne soffrano e altri no. O perché alcune persone attraversano più episodi nel corso della loro vita o si trovano resistenti a molti tipi di trattamento. I rischi genetici lasciano solo una persona con una maggiore suscettibilità alla depressione, piuttosto che una diagnosi di depressione, tuttavia - i geni non sono l'intera storia.

Lo stress nella fase iniziale della vista gioca un ruolo importante nello sviluppo della depressione da adulto. Può causare cambiamenti nel funzionamento dei nostri geni, il campo di studio che osserva questi cambiamenti sono chiamati epigenetica. Ad esempio, questo stress può influenzare il funzionamento del BDNF nel nostro cervello, alterare i neuroni nell'asse IIS. Uno studio che riguarda il tessuto cerebrale post-mortem ha persino mostrato come l'abuso di minori possa causare la perdita di parte dell'isolamento dei lunghi assoni dei neuroni (che li aiuta a trasmettere meglio i segnali) nell'CCA.[53]

Non è solo il DNA con cui siamo nati, ma anche come il nostro corpo gestisce lo stress e i traumi può avere gravi conseguenze sulla nostra salute mentale.

Perché c'è legame tra depressione e malattie cardiache?

Potrebbe essere un po' sorprendente sentire che la depressione cronica è legata alle malattie cardiache. Per quanto ne sappiamo, non ci sono prove certe che suggeriscano che i cambiamenti che si verificano nel cervello durante la depressione causino direttamente malattie cardiache. Allo stesso modo, gli scienziati non credono che i cambiamenti nell'asse intestino-cervello portino direttamente alle malattie cardiache, quindi cosa sta succedendo?

Si sospetta che vi sia un aumentato rischio di sviluppare malattie cardiache più una persona soffre di depressione a causa degli effetti aggiuntivi che la depressione ha sullo stile di vita. L'umore basso e la mancanza di motivazione, nel tempo, possono portare a uno stile di vita più sedentario e a un calo degli standard di cura di sé, in particolare quando si tratta di dieta e nutrizione. Una grave depressione può lasciare una persona con un basso desiderio di iniziare una nuova routine sana, cucinare i pasti o persino uscire di casa.

Come abbiamo già visto, i cambiamenti nel cervello possono avere un effetto reale, e contribuire a livelli più bassi del funzionamento del sistema di ricompensa e motivazione, e alla pianificazione futura. Pertanto, è stato suggerito che il legame tra malattie cardiache e depressione deriva da uno stile di vita malsano seguito per diversi anni, contribuendo infine ad ulteriori problemi di salute.

ESERCIZIO FISICO

La buona notizia è che ci sono scienziati molto intelligenti e medici professionisti là fuori che sono determinati a trovare nuovi modi per aiutare. Sebbene i neuroscienziati abbiano scoperto alcuni meccanismi su come le persone sviluppano la depressione, come uno squilibrio del neurotrasmettitore (*l'ipotesi della monoammina*), lo stress o persino il nostro DNA, l'immensa variabilità tra i pazienti suggerisce che ci sono una notevole quantità di effetti sullo stile di vita che svolgono un certo ruolo nella depressione.

I cosiddetti trattamenti per lo *stile di vita* volti a migliorare fattori, come dieta, esercizio fisico, stress sociale o lavorativo e sonno, hanno dimostrato di essere efficaci nel trattare la depressione moderata come l'assunzione di farmaci.[54] L'idea qui è che, poiché una persona può essere più suscettibile a uno stato emotivo negativo solo a causa delle difficoltà della vita, ciò può renderli più vulnerabili alla depressione. Pertanto, se possiamo rimuovere alcune di queste suscettibilità, questo potrebbe ridurre le loro possibilità di sviluppare una grave depressione, offrendo almeno qualche beneficio.

L' esercizio fisico, per esempio. È stato valutato come il cambiamento di stile di vita più vantaggioso verso il miglioramento dei sintomi della depressione. Ciò che è ancora più interessante è che l'esercizio fisico ha dimostrato di aumentare le dimensioni dell'ippocampo, CCA e CPF nel cervello.[55] Come abbiamo discusso in precedenza, queste aree sono particolarmente importanti perché il loro volume è ridotto nelle persone con depressione, e ciò può essere la cause di alcuni dei processi che causano sintomi. La depressione rallenta la generazione di nuovi neuroni, un processo chiamato *neurogenesi*, che il nostro vecchio BDNF regola. Ciò che è così eccitante nell'idea dell' esercizio fisico è che esso è stato dimostrato di promuovere il BDNF e aumentare effettivamente la neurogenesi nel cervello.[56]

Altri trattamenti riguardanti lo stile di vita sono progettati per concentrarsi su diversi aspetti di cui le persone potrebbero soffrire, la terapia animale è un esempio volto a migliorare le emozioni positive e aumentare i livelli di serotonina.[57] Interagendo con animali domestici, sia i livelli di depressione che di ansia possono essere significativamente abbassati. Sebbene ci siano impressionanti indicazioni sul suo potenziale, resta da sapere come utilizzare al meglio questo tipo di trattamento. Ad esempio, quali animali usare, per quanto tempo o con quale frequenza e se dovrebbero essere utilizzati in combinazione con altre strategie come i farmaci, sono domande a cui è necessario rispondere.

Naturalmente, l'uso di trattamenti dello stile di vita da solo potrebbe non essere sufficiente per alcune persone, specialmente quelle con sintomi più gravi, ma la ricerca ci sta portando a pensare che se usati in combinazione con altri trattamenti (la combinazione precisa dipenderebbe dall'individuo) potrebbero essere in grado di offrire qualche beneficio.

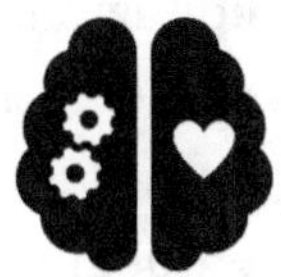

COSA SUCCEDE AL CERVELLO DURANTE LA MEDITAZIONE? CI SONO REALI BENEFICI?

Negli ultimi anni, la mindfulness (consapevolezza) e la meditazione sono diventate sempre più popolari tra quelli di noi che cercano un modo per riequilibrare i pensieri interiori in una vita e una routine sempre più frenetica. I potenziali benefici sembrano fantastici - sonno migliore, ansia ridotta e maggiore concentrazione - ma funziona davvero?

Ci sono innumerevoli libri, corsi e articoli di riviste che guidano una persona, dal principiante all'esperto, in ogni momento, facendo grandi promesse. Tuttavia, c'è il rischio di creare aspettative con tutte le tendenze alla moda che la scienza non può sostenere con alcuna prova sostanziale.

Allora, cosa ci dice la scienza? La meditazione altera il cervello in qualche modo, sia a breve termine, sia con effetti duraturi? Vale la pena lasciare il posto fisso e convertire la tua casa in un tempio di meditazione e contemplazione pacifica?

Ci sono diversi tipi di meditazione, ognuna con i propri benefici unici, quindi ci atterremo alla meditazione consapevole (mindfulness) per rispondere a questa domanda. La mindfulness è un processo in cui impari a prestare attenzione ai tuoi pensieri e sentimenti in un modo molto particolare, con più intenzione e nessun giudizio. In altre parole, è un modo per liberare la mente quanto basta in modo da poterti concentrare su ciò che senti fisicamente, mentalmente o spiritualmente.

L'intera base per la meditazione si basa sull'idea che si possono resettare alcune delle reti neurali all'interno del cervello che collegano le aree emotive ai centri più consapevoli – praticamente quelli che si penserebbe come i vostri pensieri interiori. Nelle neuroscienze, questo è chiamato *sistema della condizione di default* (DMN, dall'inglese default mode network).[a] Fondamentalmente, è ciò che il tuo cervello sta facendo quando non gli dai nulla da fare - quando sta ticchettando, aspettando che accada la prossima cosa. Potresti pensare che se non stai facendo nulla, come leggere o parlare, per esempio, il tuo cervello abbia dei tempi di inattività e si stia rilassando. Non è così! A riposo, il cervello rappresenta circa il 20% di tutto il consumo energetico del corpo, il che significa che la DMN è in realtà molto importante e può essere molto attivo, in particolare nei disturbi dell'umore come la depressione. Questa rete di consapevolezza e risposte emotive è responsabile di cose come l'auto-riflessione, il pensiero spontaneo e il vagabondaggio mentale. Sì, c'è un vero processo cerebrale per vagare per la mente!

Durante la meditazione, gli esercizi aiutano a ridurre l'attività del DMN in alcune delle regioni più influenti di questa rete, come l'amigdala. L'amigdala ha un ruolo importante durante i nostri processi emotivi. Una volta era ritenuta il centro della paura e nient'altro, ora la vediamo come un'importante regione di controllo per le nostre risposte emotive. Poiché la meditazione riduce l'attività del DMN, è

---

[a] La DMN è una serie di regioni cerebrali che sono attive quando al cervello non viene dato alcun compito, e silenziosa quando il cervello è impegnato a fare qualcosa. Non è necessario memorizzare tutte le regioni, ma la DMN include la corteccia cingolata posteriore, la corteccia temporale laterale, la CPF mediale, la corteccia parietale, il precuneo e l'ippocampo.

stato dimostrato in modo affidabile che aiuta con la depressione, specialmente con auto-riflessione e pensieri negativi ricorrenti.[58] Infatti, la pratica della mediazione può essere così positiva da ridurre i tassi di ricaduta della depressione.[59]

I benefici dalla pratica a lungo termine della meditazione per la depressione possono anche essere collegati ad un aumento della materia grigia (il neurone e le sue sinapsi) nella corteccia frontale del cervello. I nostri pensieri coscienti sono generati qui, e concentrarsi sui pensieri interiori mentre meditiamo può aiutare ad aumentare la densità delle cellule cerebrali. Aumentare la materia grigia significa più neuroni e sinapsi, il che può aiutare a migliorare la capacità di auto-riflettere e riconoscere vari stati emotivi. Questo è importante perché le scansioni cerebrali fatte durante gli episodi di depressione mostrano spesso un restringimento nelle regioni cerebrali che sono state collegate alla gravità dei sintomi (per un rapido promemoria, sentiti libero di rivedere la domanda sulla depressione). Oltre a tutto questo, la meditazione aumenta anche i livelli di serotonina nel cervello, uno dei bersagli primari degli antidepressivi. L'atto stesso di sedersi e meditare può essere sufficiente per alterare il cervello in modo salutare.

C'è anche un beneficio sostanziale per le persone che soffrono di ansia. Un'analisi che ha esaminato quasi 50 studi riguardanti l'ansia ha suggerito che la meditazione potrebbe essere utilizzata per migliorare con successo i sintomi in appena otto settimane.[60] Ci sono anche alcune prove per cui la meditazione potrebbe essere utile nel disturbo da stress post-traumatico, nell'ADHD e nei disturbi alimentari, ed è stato collegata a migliori livelli di attenzione nella vita quotidiana, specialmente se hai praticato la meditazione per anni.[61]

Un'avvertenza però è necessaria. Recenti ricerche stanno iniziando a suggerire che potrebbero esserci anche esperienze negative e spiacevoli durante la meditazione. Quando più di 1.200 meditatori regolari hanno descritto la loro esperienza, oltre il 25% ha dichiarato di aver occasionalmente avuto un'esperienza spiacevole, spesso coinvolgendo pensieri negativi ripetitivi durante alcune delle loro routine di meditazione.[62] Quello che è interessante, e ancora da spiegare, è che la maggior parte di queste persone hanno imparato a meditare durante dei ritiri, piuttosto che a casa da autodidatti.

Non temere però, perché questa sconvolgente esperienza di meditazione, sebbene comune, è in gran parte correlata al tipo di meditazione, come lo stile Vipassana, che si concentra intensamente sulla comprensione della tua psiche. In altre parole, queste esperienze angoscianti derivano da approcci personali a come esprimiamo e viviamo le nostre esperienze emotive, e ruminare su di esse durante la meditazione a volte può portare a reazioni spiacevoli.

Il motivo per cui la meditazione può influenzarci così potentemente è dovuto alla forte influenza del DMN sulla nostra emotività. Pensa a tutte le volte in cui ti sei seduto e non hai fatto molto, e a quanto era attiva la tua mente. Imparare a riconoscere questi pensieri e regolarli in un processo più gestibile, come accade con la meditazione, può avere un impatto su molte aree della tua stressante vita quotidiana.

Se vuoi provare da solo, perché non usare la musica per aiutarti? Musica nuova e sconosciuta, ripetitiva e melodica aumenta il beneficio emotivo della meditazione - che non può che essere una buona cosa!

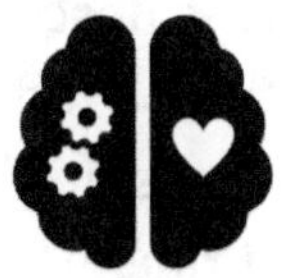

Uomini e donne hanno cervelli diversi?

Sembra una semplice domanda a cui rispondere. Scansiona il cervello, fai dei test e voilà, hai la tua risposta! Tuttavia, per ogni articolo pubblicato che descrive grandi differenze tra i sessi, c'è un numero uguale di studi che ci dicono che non ci sono differenze, o almeno, le differenze sono molto più piccole di quanto le persone siano indotte a credere.

La verità è che la scienza moderna deve ancora offrire una risposta conclusiva, il che ci dice che sebbene ci possano essere differenze individuali all'interno di ogni studio, non c'è alcuna differenza reale tra il cervello di un uomo o di una donna – o almeno nessuna differenza che noteresti nella tua vita quotidiana.

L'impatto del nostro ambiente (in termini scientifici, con ciò si intende qualsiasi cambiamento nel corpo che non è causato dal tuo DNA) su come cambiamo e ci adattiamo ha causato la creazione di forti ruoli di genere. Le donne sono spesso pensate come più emotive, empatiche e premurose, mentre gli uomini sono più orientati verso la logica e il pensiero critico. Questi pregiudizi si insinuano negli studi scientifici stessi, poiché vogliamo trovare le differenze a sostegno delle nostre opinioni, il che rende l'interpretazione di alcuni dati un po' più difficile.

Un gruppo di ricercatori negli Stati Uniti usa l'imaging cerebrale per esaminare le connessioni tra i due lati del cervello (emisferi) negli uomini e nelle donne.[63] Loro hanno osservato differenze tra i sessi, descrivendo nei dettagli come i cervelli maschili tendessero ad essere ben connessi all'interno di ogni singolo emisfero, e il cervello femminile fosse meglio connesso tra i due, una differenza che sembra essere collegata ai livelli di estrogeni. Tuttavia, questo studio ha esaminato il cervello solo durante l'adolescenza, un momento in cui il cervello subisce molti cambiamenti dovuti allo sviluppo, e quindi potrebbe non spiegare accuratamente le differenze nel cervello adulto.

Insieme agli studi che dimostrano una connettività ben organizzata tra i due emisferi cerebrali, che comporterebbe un coordinamento più efficiente dei messaggi in tutto il cervello, numerosi studi suggeriscono che c'è molta più materia grigia nel cervello femminile.[64] La materia grigia è dove si trovano i neuroni, le cellule gliali e le sinapsi, al contrario della materia bianca, dove si trovano i lunghi assoni rivestiti di mielina dei neuroni. È interessante notare che le donne tendono ad avere una guarigione migliore dalle lesioni cerebrali rispetto agli uomini, e si pensa che sia a causa di come gli estrogeni influenzino le cellule gliali nelle donne. È noto da un po'che gli estrogeni possono essere protettivi per il cervello, contribuendo a ridurre l'infiammazione, ma anche a creare più cellule gliali, aiutando il recupero fino al 30% da lesioni cerebrali traumatiche.[65]

È stato suggerito che l'aumento della materia grigia nelle donne sia incentrato in aree come la CPF mediale, la corteccia orbitofrontale (COF) e *l'insula posteriore*, mentre gli uomini tendono ad averne di più nella corteccia visiva, nel cervelletto e nelle aree motorie.[66] La visione più consistente, d'altro canto, è che quando i risultati sono correttamente adattati alle dimensioni e all'età relative del cervello, le differenze non sono poi così chiaramente definite. Ciò è sorprendente se si considera uno studio di un gruppo in Spagna che ha dichiarato che le donne hanno superato gli uomini in capacità di coordinazione, lettura e scrittura, ma caratteristiche di test come questi dipendono molto da fattori che non possono essere controllati in laboratorio.[67] Ad esempio, lo sviluppo di una persona per tutta la vita, i suoi interessi, hobby, apprendimento ed esperienza, influenzeranno queste caratteristiche.

Nonostante molte differenze strutturali siano costantemente osservate, il problema di fondo è che c'è poca differenza funzionale. Ciò significa che sebbene alcune strutture possano mostrare differenze osservabili nell'imaging cerebrale, in realtà non significano molto – certamente nulla che possa mai essere notato da qualcuno.

Le differenze misurabili sono tanto specifiche che Mireille Nieuwenhuis e colleghi hanno descritto essere in grado di distinguere il cervello maschile e femminile solo dalle differenze nella struttura cerebrale.[68] A differenza di ciò, uno studio che ha esaminato quasi 250.000 persone non ha riscontrato differenze tra i cervelli e inoltre hanno visto che qualsiasi piccola differenza osservata all'interno degli studi dipendeva dal tipo di test svolto, dando ogni volta risultati diversi.[69] Questo è stato ulteriormente confermato quando i ricercatori hanno cercato di testare queste differenze con compiti cognitivi. In altre parole, se date un libro su Shakespeare a un gruppo di femmine, e un altro su Harry Potter ai maschi, vedrete differenze nel modo in cui ciascuno di loro descrive e si relaziona con il libro. Francamente, questo non significa davvero che il cervello sia diverso in ogni gruppo. Semplicemente ad alcuni piacerà Harry Potter più di Shakespeare.

Molte differenze tra i due sessi appaiono in tutta la letteratura scientifica come il risultato di diverse dimensioni cerebrali. In media, gli uomini hanno un cervello più grande dell'11%, e alcuni scienziati suggeriscono ciò si traduca in un maggior numero di neuroni e in un aumento dell'intelligenza o del QI.[70] Ma - ed è un grande ma - se i dati sono regolati per le dimensioni relative del cervello al corpo, queste differenze scompaiono. Quando lo guardiamo in modo più forense, non c'è assolutamente alcuna differenza nel QI tra cervelli, indipendentemente dal sesso. Ciò è stato dimostrato consistentemente.[71]

Uomini e donne sono diversi, quindi che dire degli ormoni? Chiaramente, ci sono differenze negli ormoni tra i sessi. Estrogeni e progesterone sono prodotti prevalentemente nelle femmine, mentre il testosterone è alla base di molti effetti dello sviluppo nei maschi (anche se sia i maschi che le femmine hanno entrambi questi ormoni - sì, gli uomini hanno gli estrogeni). I cambiamenti ormonali nei tempi di sviluppo possono tenere conto delle differenze, in particolare nei partecipanti allo studio più giovani. Ma le differenze sono causate anche dagli effetti dello stile di vita e fanno cambiare il corpo e il cervello nel tempo (chiamati *cambiamenti epigenetici*). Questo è importante perché è uno dei motivi per cui non vediamo differenze funzionali affidabili tra i sessi: il cervello si adatta e si ricollega per svolgere un compito e per ottenere gli stessi risultati di un altro cervello. Semmai, tutto questo descrive come la plasticità del cervello può essere usata per tarare il cervello ed ottenere lo stesso risultato.

I cervelli possono sembrare diversi, ma compensano e funzionano altrettanto bene. La ricerca sperimentale non può mai replicare le differenze individuali tra gli esseri umani, e l'idea generale nel mondo della ricerca è che, sebbene ci possano essere sottili differenze nel cervello di uomini e donne, c'è anche molta sovrapposizione e variazione individuale, con la conseguenza che non c'è differenza tra i due sessi.

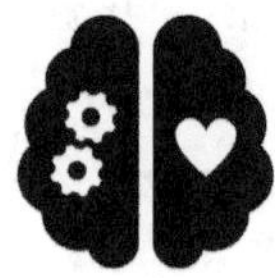

Può sembrare ovvio spiegare a qualcuno che sei cosciente. Voglio dire, parli, pensi, ridi e sorridi, leggi libri di neuroscienze, quindi sei cosciente - giusto?

Tipicamente, definiremmo la coscienza come una consapevolezza del mondo che ci circonda e della nostra esperienza personale al suo interno. Anche se abbiamo una consapevolezza intrinseca di essere coscienti, e possiamo consapevolmente sperimentare il mondo, quando dobbiamo definire cosa significa scientificamente, le cose diventano molto più difficili.

Per esempio, se noi come esseri umani siamo coscienti, allora quanto sono coscienti gli animali? Hanno il nostro stesso livello di coscienza? E gli alberi? E la sedia su cui sei seduto? Ok, ed un computer che pensa e parla come noi? Dove tracciamo la linea di demarcazione e come definiamo la coscienza in un modo che si addice a un libro di neuroscienze?

Uno dei motivi per cui è così difficile per gli scienziati dimostrare o definire la coscienza è il numero notevolmente elevato di interazioni nel cervello. Ognuno di essi influenza il proprio insieme di interazioni, insieme alle definizioni estremamente soggettive di un'esperienza, rendendola una cosa molto complessa da studiare. Ciò di cui i neuroscienziati hanno bisogno sono marcatori di coscienza. Cose che il cervello, o il corpo, fanno e che ci dicono 'Sì, questo è tutto, siamo coscienti e viviamo la vita al massimo in questo momento'.

Per misurare la coscienza in modo uniforme, ci deve essere un modo per collegare ciò che sperimentiamo durante il giorno ai meccanismi neurali all'interno del cervello. Dobbiamo essere in grado di *vederlo*. Ciò richiede la valutazione di tutti gli input che il cervello riceve dal mondo che ci circonda: cose come input uditivi, visivi e verbali, insieme a qualsiasi movimento che il corpo fa. Una combinazione di tutto questo darebbe una percezione della propria consapevolezza ed esperienza conscia. In altre parole, gli scienziati possono misurare parti specifiche del cervello tutto in una volta per vedere come sta usando tutte queste informazioni, e se ne siamo veramente consapevoli. Questo funziona bene quando pensi di essere sveglio rispetto a quando si dorme, o si è in coma o altrimenti incosciente. La nostra esperienza conscia cambia perché quando dormiamo, chiaramente non siamo consapevoli di questi input, li riceviamo ma non nella misura in cui avverrebbe da svegli.

Per rendere le cose più complicate, gli scienziati non possono semplicemente usare l'elettroencefalogramma (EEG) per misurare le onde e l'attività cerebrale, perché la coscienza è molto più specifica ed elusiva di così. Le misurazioni delle registrazioni EEG non si allineano con la coscienza come si potrebbe pensare. Questo ha portato gli scienziati a credere che il modo in cui sperimentiamo la coscienza sia il risultato di regioni più piccole e specifiche nel cervello che comunicano tra loro, piuttosto che un effetto globale.

Ciò che i neuroscienziati *possono* fare, è guardare l'attività cerebrale di quando una persona è sveglia e cosciente, rispetto a quando non lo è, come durante il sonno o l'anestesia. Le scansioni MRI funzionali sono perfettamente in grado di distinguere questi cambiamenti negli andamenti dell' attività mentre una persona riprende conoscenza dopo l'anestesia.[72] A giudicare da dati come questi, un'ipotesi sulla coscienza afferma che essa è solo il modo del nostro cervello di interpretare le informazioni date dai nostri sensi. Ci sono così tante informazioni che arrivano tutte allo stesso tempo, che, nel corso dell'evoluzione, il cervello ha imparato a trasformare simultaneamente queste informazioni in ciò che percepiamo come coscienza. Non è altro che l'output in risposta a tutti gli input che riceve il nostro cervello. Questo è un modo per aiutarci a percepire l'ambiente che ci circonda, come se il cervello creasse un avatar o un'esperienza fuori dal corpo, per riassumere tutte queste informazioni. Così, possiamo pensare in modo più complesso, immaginandoci nei panni di qualcun altro, guardandoci indietro, e abbiamo questo avatar o prospettiva nella nostra mente come un pensiero interiore.

Immagina un computer. È costruito con hardware, chip, fili e il tutto il resto. Collettivamente, esegue un sistema operativo, ad esempio Windows, che a sua volta esegue il programma desiderato, ad esempio un elaboratore di testi. La coscienza può essere molto simile: i neuroni del nostro cervello inviano e ricevono segnali che, collettivamente, formano sistemi operativi complessi, che culminano in un programma, o in un'esperienza consapevole del mondo che ci circonda. Potrebbe non essere altro che un insieme di esperienze sensoriali, su larga scala.

E il nostro subconscio? Un esperimento di Libet e colleghi ha mostrato qualcosa di eccitante. Hanno chiesto alle persone di fare semplici movimenti mentre la loro attività cerebrale veniva registrata.[73] Ciò che ha mostrato è che il cervello decide di muoversi circa 0,5 secondi prima ancora che noi ne siamo consapevoli. Considerando che i neuroni inviano segnali in millesimi di secondo, mezzo secondo è un tempo molto lungo per il cervello (0,5 secondi sono 500 millesimi). Si tratta di un risultato piuttosto controverso. Alcuni scienziati ritengono che i metodi utilizzati per testare questa tempistica siano profondamente fallaci e forniscano un risultato né accurato né utile. Studi più recenti hanno confermato il risultato e hanno persino misurato un ritardo di quasi 1,5 secondi, tre volte più lungo di quanto si pensasse originariamente.[74]

Allora, cosa succede in questo mezzo secondo? Questa latenza suggerisce una differenza chiara e definita tra consapevolezza subconscia e quella conscia e che siamo in grado di percepire solo uno scorcio di questo processo. Potrebbe benissimo essere che il nostro subconscio, che in molte occasioni influenza pesantemente i nostri pensieri coscienti, sia il vero motore della nostra esperienza cosciente, e i nostri pensieri interiori siano solo il modo del cervello di spiegarci parte di quello scorcio. Più filosoficamente, la nostra coscienza potrebbe essenzialmente essere un pilota automatico per i nostri comportamenti subconsci, per i quali non siamo mai veramente in grado di sperimentare una versione completa della realtà.

A questo proposito, anche i cervelli meno sviluppati, come quelli degli animali, sperimentano la coscienza, anche se probabilmente non nello stesso modo in cui lo facciamo noi. Sappiamo che gli animali sperimentano una serie di emozioni, hanno una qualche forma di "personalità" e dimostrano persino risposte emotive complesse come l'empatia. Con un livello più elevato di coscienza arriva una maggiore consapevolezza di sé. I delfini, insieme ad alcuni animali selezionati come elefanti e scimpanzé, sono alcuni dei pochi mammiferi a riconoscersi nel riflesso di uno specchio, piuttosto che presumere che sia un altro animale nelle immediate vicinanze. Questo di per sé solleva più domande sul livello di coscienza di cui gli animali sono capaci e su come capiscono il mondo.

La nostra attuale comprensione della nostra coscienza (ancora molto carente) ipotizza che la coscienza degli animali sia molto più semplice, con cose come pensieri subconsci e livelli più complicati di percezione per lo più assenti. I pensieri fondamentali riguardanti cibo, riparo e predatori possono venire come comportamenti istintivi piuttosto che come un essere umano lo sperimenterebbe, con pensieri complessi, dialoghi interni e decisioni ben ponderate – anche se questo varierà da specie a specie. In realtà, però, potremmo non saperlo mai veramente.

Se la coscienza è davvero solo una raccolta di input neuronali, quali input sono necessari? Sappiamo che i lobi fronto-parietali sono essenziali per essere svegli e consapevoli delle nostre esperienze, ma non sappiamo fino a che punto. Può darsi che siano più importanti nell'interpretare la nostra esperienza di coscienza per i nostri pensieri e comportamenti interiori, ma potrebbero non essere essenziali per creare coscienza. Anche se iniziamo a capire alcune delle regioni cerebrali coinvolte nella coscienza, abbiamo bisogno di un altro livello di comprensione. Che tipo di neuroni sono essenziali, quale combinazione di segnalazione deve verificarsi e quale modello di trasmissione causi le nostre esperienze sono tutte domande a cui la scienza deve ancora rispondere.

In effetti, è stato proposto che la coscienza possa essere tutto intorno a noi in un dato momento, e semplicemente la sperimentiamo mentre viviamo le nostre vite. Non esiste nei nostri pensieri, e certamente non è creato dalla nostra semplice presenza, ma piuttosto sentiamo il suo flusso e riflusso, come se nuotassimo in un oceano di coscienza che possiamo sentire e sperimentare, proprio come sentiremmo l'acqua, ma non è davvero nostra tanto da poterne prendere possesso o poterla spiegare.

Se pensiamo alla neurobiologia della coscienza, che gli scienziati ritengono sia il culmine delle nostre reti neurali, allora dovremmo essere in grado di alterare la nostra esperienza della coscienza quando lo vogliamo, giusto? Chiunque abbia assunto droghe psichedeliche probabilmente lo sa spiegare molto bene. Sonno, droghe e anestesia cambiano la nostra percezione della realtà, ma niente come il *farmaco destrometorfano*. Quest'ultimo causa distorsione del tempo, dissociazione dalle proprie esperienze, allucinazioni, euforia e molti altri effetti psicologici. Capire come composti come il destrometorfano producano i loro effetti potrebbe spiegare alcuni dei motivi per cui viviamo il mondo nel modo in cui lo facciamo. Ad esempio, sappiamo che il farmaco agisce per aumentare la serotonina nel cervello, e sebbene non sia completamente chiaro, blocca in qualche modo i recettori del glutammato, che sono potenti stimolatori dei neuroni. Questa comprensione si adatterebbe bene alla neurobiologia della coscienza, che afferma che è semplicemente una combinazione di attività neurali, probabilmente utilizzando serotonina e glutammato.

Un'ultima riflessione, alcune persone si riferiscono alla nostra coscienza come alla nostra anima - la cosa che è necessaria per sperimentare la vita, e senza di essa, moriremo. Alcuni credono che l'anima tornerà in un aldilà al momento della morte, eppure le persone che esprimono un punto di vista alternativo dicono che, in realtà, in quel momento non succede nulla. Semplicemente smettiamo di esistere e non continuiamo a sperimentare alcuna forma di coscienza. Chissà davvero quale opzione sia corretta, ma la cosa che mi affascina davvero, è che quando viene chiesto di descrivere come potrebbe essere sperimentare ciò, la gente quasi sempre dice, 'Beh, com'era prima che tu nascessi?' Questo è bizzarro! Anche se chiaramente non ho idea di cosa accada e preferisco non pensarci, mi sembra sempre strano che le persone associno memoria e coscienza e assumano che la coscienza non possa esistere senza memoria. Potrebbe essere che prima della nascita, ci sia una moltitudine di esperienze di cui siamo consapevoli, ma semplicemente non ne abbiamo memoria. Se ritorniamo alla questione della memoria, la formazione della memoria richiede un cervello, e la maggior parte delle connessioni neuronali all'ippocampo. Sappiamo che persone con gravi lesioni che hanno limitato molto le capacità mnemoniche sono ancora coscienti e vivono la vita.

Facciamo un esempio. Se stai facendo sport e subisci un infortunio alla testa che si traduce in amnesia, potresti non ricordare mai lo sport che stavi praticando o l'intera giornata in cui hai fatto sport. Ma di certo hai avuto sensazioni, emozioni e un'esperienza generale, anche se non te lo ricordi. Per esempio, sono ragionevolmente sicuro che un bambino di tre settimane sia cosciente, indipendentemente dal fatto che non possa mai ricordare di essere stato un bambino di tre settimane. A questo proposito, non ricordare non fa sconti all'esperienza consapevole.

La coscienza è molto soggettiva e chi può dire cosa sia veramente? La scienza deve ancora fornire una risposta conclusiva, quindi forse non la capiremo mai completamente.

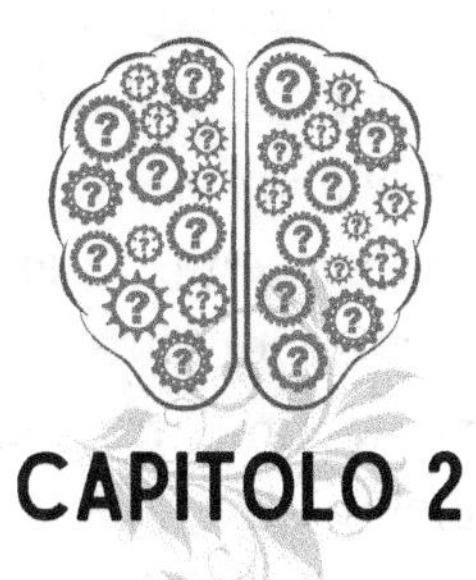

CAPITOLO 2

GLI X-FILES DELLE NEUROSCIENZE

INTRODUZIONE

Spero che, dopo aver letto la prima parte di questo libro, apprezzi di più il nostro cervello e il suo funzionamento, e che tu abbia capito quanto poco sappiamo veramente del sofisticato computer del nostro corpo. Insieme, abbiamo esplorato parte della bellezza dietro gli intricati e meravigliosi processi che il nostro cervello mette in atto ogni giorno. Ma cosa succede quando il cervello non funziona come ci aspettiamo?

Come neuroscienziati, siamo in grado di osservare e registrare l'attività del cervello, eppure non comprendiamo appieno perché questa attività si verifichi in primo luogo. Quindi la sfida di un neuroscienziato non è solo osservare queste curiosità ma anche chiedersi perché. Perché alcune persone ricordano tutto ciò che gli è successo e altri no? Perché alcuni di noi hanno un improvviso desiderio di saltare da un edificio alto senza motivo?

Questo capitolo esplora alcuni dei fenomeni più eccitanti e curiosi del cervello e le conseguenze che potremmo sperimentare. Studiando il cervello quando non funziona come dovrebbe, possiamo imparare molto e iniziare a svelare un piccolo pezzo del puzzle, un passo alla volta. Alcuni dei seguenti fenomeni sono esempi perfetti di casi in cui, nonostante quanto impressionante possa essere il nostro cervello, può essere facilmente confuso, ingannato o influenzato. Buon divertimento!

Il fenomeno di Baader-Meinhof

Il fenomeno Baader-Meinhof (pronunciato bader mainof), chiamato anche illusione di frequenza, è uno di quei fenomeni che, sono sicuro, la maggior parte di voi ha già sperimentato. Il termine è collegato a un incidente del 1994 quando un uomo notò che dopo aver sentito il nome Baader-Meinhof (il nome di un gruppo terroristico degli anni '70 in Germania),[a] continuava ad udirlo in più conversazioni nelle successive 24 ore. Nel 2006, dopo anni di studio, il professore di linguistica Arnold Zwicky diede il nome di Baader-Meinhof a questo fenomeno.

Esso si verifica quando la consapevolezza di qualcosa di specifico aumenta per un breve periodo di tempo. Succede spesso quando hai imparato di recente una nuova parola e noti che tutti la usano in una conversazione o che appare frequentemente su cartelli, siti Web o sui giornali. Forse hai appena comprato un'auto nuova, e ora vedi lo stesso modello su tutte le strade. Naturalmente, potrebbe anche essere che la gente abbia visto quanto sei figo guidando quell'auto e abbia deciso di provare ad essere più simile a te.

C'è una spiegazione relativamente semplice per questo fenomeno, e si riferisce a quanta attenzione il cervello dedica a tutto ciò che ci circonda. C'è uno straordinario numero di stimoli nella vita di tutti i giorni, dai suoni, agli odori e al colore, ognuno con i propri dettagli sottili. Prendiamo una persona a caso. Potresti guardarla sistematicamente e notare tutto sul suo aspetto - gioielli, postura, vestiti - o il profumo che indossa. Per il cervello, queste sono semplicemente troppe informazioni da elaborare contemporaneamente. Pertanto,

---

[a] Un riferimento alla banda Baader-Meinhof, o Fazione dell'Armata Rossa, appare anche in un remake del 2018 *di Suspiria*, di Luca Guadagnino.

diventa selettivo e sceglie di concentrarsi su un solo dettaglio principale in un dato momento. L'intervallo di attenzione del cervello può essere sorprendentemente breve, e quindi si eccita quando trova qualcosa di nuovo. Il fenomeno Baader-Meinhof funziona perché man mano che il cervello impara cose nuove dedica più attenzione al nuovo dettaglio che hai notato, come per dire: 'Ehi guarda, eccolo di nuovo, deve essere importante'. È più consapevole di un nuovo elemento e gli darà la priorità rispetto ad altre cose, il che significa che se ne senti parlare in conversazione o ne leggi da qualche altra parte, il tuo cervello se ne accorgerà e ti sentirai come se fossi circondato.

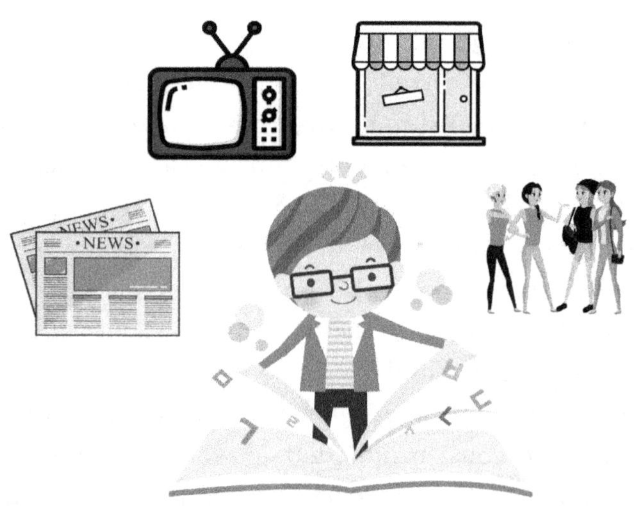

Hai mai notato questo fenomeno? Impari una nuova parola, e improvvisamente è ovunque!

INSENSIBILITÀ CONGENITA AL DOLORE

A nessuno piace schiacciarsi il dito del piede nel cuore della notte, ma quella sensazione di dolore è in realtà cruciale nell'insegnarci che non dovremmo farlo di nuovo. Sembra ovvio, ma c'è una notevole quantità di programmazione che ha richiesto milioni di anni di evoluzione per svilupparsi nel sistema del dolore che abbiamo oggi. Il dolore esiste come modo per il tuo cervello di avvisarti di eventuali pericoli che potrebbero minacciare la tua sopravvivenza. Pertanto, poiché non ci piace il dolore, tendiamo a stare lontani da cose pericolose. Almeno la maggior parte di noi lo fa.

Alcune persone non provano alcun dolore, indipendentemente da ciò che fanno. L'insensibilità congenita al dolore (CIP) si verifica quando i neuroni che inviano messaggi di dolore al cervello non riescono a rilevare correttamente uno stimolo doloroso e convertirlo in un segnale. Questi neuroni sono chiamati nocicettori, e i segnali che inviano sono chiamati potenziali d'azione.

Le terminazioni dei nostri nocicettori hanno molti recettori e 'canali'. Questi canali si aprono o rimangono chiusi, e così facendo, alterano la quantità di ioni positivi o negativi che passano attraverso la membrana del neurone, quindi li abbiamo abilmente chiamati canali ionici.[a] Poiché il potenziale d'azione è un segnale elettrico, questi neuroni si basano fortemente sui canali ionici per sincronizzare i cambiamenti di tensione lungo il neurone, che è fondamentalmente un

---

[a] Tra le altre cose, i canali ionici sono responsabili di alcune delle proprietà elettriche di un neurone, come la costruzione della tensione necessaria per il potenziale d'azione.

lungo cavo elettrico. Una mutazione genica[b] che colpisce uno dei canali ionici sensibili al sodio si traduce in un nocicettore che non può causare un cambiamento abbastanza significativo della tensione da innescare un potenziale d'azione, e quindi il cervello non ottiene il messaggio del dolore. È come mettere un tuo amico in una grande catapulta per fargli consegnare una lettera importante. Si siede nella catapulta e aspetta che tu lo tiri indietro con sufficiente elasticità per lanciarli in avanti per chilometri, volando maestosamente attraverso l'aria. Per creare abbastanza forza, c'è bisogno di più persone per tirare la catapulta all'indietro, proprio come il neurone ha bisogno di molti canali ionici. Senza abbastanza canali, anche se il messaggio di dolore (o la lettera) è scritto, non si lancerà nemmeno. Si siederà lì in una strana catapulta medievale chiedendosi perché l'autore non abbia scritto un'analogia con un sedile più comodo.

Con la CIP, anche se dovessi tagliarti o bruciarti la mano, per quel che riguarda il nocicettore, la vita continua semplicemente come al solito. Sebbene la CIP sia stata descritta per la prima volta nel 1932, la mutazione è così rara che è stata studiata in dettaglio solo di recente. I neuroscienziati stanno esaminando questi canali voltaggio dipendenti del sodio per sviluppare farmaci antidolorifici basati sui principi del CIP.

Ciò che è davvero interessante di come il nostro corpo sente dolore, è che esiste solo a causa di segnali provenienti dall'esterno del cervello, ed è per questo che ferire il cervello stesso non sarebbe doloroso. I neurochirurghi possono

---

[b] La *mutazione genica SCN9A* porta ad alterazioni nella subunità alfa del canale ionico Nav1.7, che è importante nella generazione potenziale di azione. Una mutazione di questo gene può portare ad alterazioni della funzione nocicettore, tra cui una perdita di sensibilità al dolore o ipersensibilità al dolore.

affettare e sezionare il cervello senza che tu senta alcun disagio, a condizione che l'anestesia locale aiuti con l'incisione chirurgica iniziale alla testa. Poiché il cervello si basa su questi messaggi provenienti dal tuo corpo per farti sentire dolore, apparentemente non gli è mai venuto in mente di sviluppare un metodo di rilevamento per se stesso. Pensalo un po' come ricevere una lettera da un membro della famiglia che vive in un'altra città. Il postino la consegna a casa tua, la leggi e decidi come rispondere. Tuttavia, per ricevere una lettera, è necessario che un membro della famiglia te la spedisca. Non avrebbe molto senso spedire una lettera a te stesso, aspettare che arrivi e rispondere a te stesso con un'altra lettera, allo stesso modo il cervello non invia segnali di dolore a se stesso.

Anche se vivere senza dolore può sembrare una sorta di superpotere, uno che molti di noi hanno sperato di avere in un momento di agonia, è tutt'altro che un superpotere. La vita di una persona che vive con questa condizione è complicata. Da bambini, spesso si trovano con ferite minori o addirittura significative e poca consapevolezza delle loro conseguenze. Sono necessari controlli giornalieri e uno stile di vita più strutturato per evitare di ignorare o sottovalutare lesioni importanti.

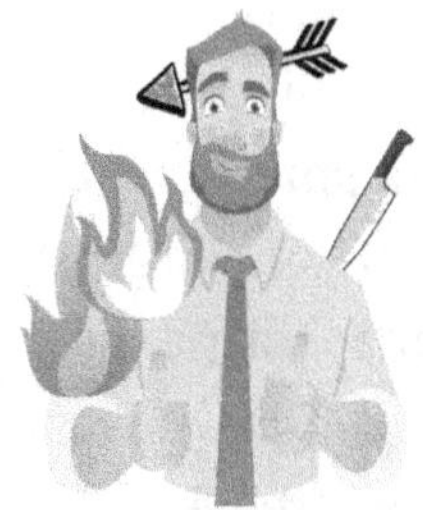

Pensa a tutte le cose che potrebbero non fare più male. Visto che fanno male, per favore non provarle a casa.

LA SINDROME DI CAPGRAS

Questa voce negli X-Files delle neuroscienze è affascinante, anche se un po 'straziante. La sindrome di Capgras è una situazione specifica in cui le persone familiari sembrano estranei. Tua madre può assomigliare a se stessa, parlare allo stesso modo e potete persino avere gli stessi ricordi, eppure non la riconosci come tua madre, solo come una sosia o un impostore. Questa illusione può anche essere trasferita a oggetti come la tua casa, per cui credi di vedere un'altra casa, anche se ti rendi conto che è molto simile alla tua. La sindrome di Capgras è spesso un sintomo di un disturbo psichiatrico o di demenza, ma può anche essere causata da lesioni cerebrali, infezioni o abuso di droghe.

Questo fenomeno che prende il nome dallo psichiatra francese Joseph Capgras, che lo descrisse per la prima volta nel 1923, ha una sintomatologia strana e insolita da razionalizzare, e anche un secolo dopo, le ragioni precise rimangono un mistero. Nel 1991, M. David Enoch e William (Bill) Trethowan[1] tentarono di risolvere questo mistero vedendolo non come un'anomalia neurologica, ma come una disputa psicologica con il proprio conflitto interiore di amore-odio, indirizzando l'odio verso l'impostore ma mantenendo un amore per la persona originale.

Questo può aiutare a spiegare la relazione con persone familiari, ma non riesce a spiegare perché questa illusione si diffonde a oggetti e luoghi come la casa personale. Dal punto di vista delle neuroscienze, si pensa che coinvolga le parti visive e della memoria del nostro cervello e il loro collegamento alle nostre aree emotive in tutto il sistema limbico. Questo spiegherebbe perché il cervello può riconoscere una persona familiare ma non è in grado di accoppiarla con il giusto contesto emotivo, con il risultato che tua madre risulta essere una donna che potresti conoscere ma con cui non hai alcuna connessione emotiva.

Questo sembra sensato se consideriamo il seguente caso di studio, in cui un uomo ha sviluppato la sindrome di Capgras dopo che un incidente d'auto lo aveva lasciato con una lesione cerebrale traumatica.[2] Dopo essersi apparentemente ripreso, è stato in grado di identificare i suoi genitori, ma solo come impostori che sembravano e si comportavano come loro. La cosa interessante è che questo non succedeva se parlavano al telefono, quando riusciva ad accettare prontamente che fossero i suoi genitori. Gli scienziati conclusero che quando la corteccia visiva nel cervello non era necessaria, come quando si parla al telefono, i ricordi e il contesto emotivo rimanevano accoppiati, il che significa che poteva interagire liberamente con i suoi genitori senza distrazioni deliranti. Ciò aumenta il peso delle prove che suggeriscono che la sindrome di Capgras deriva da una disconnessione tra le regioni visive ed emotive del cervello.

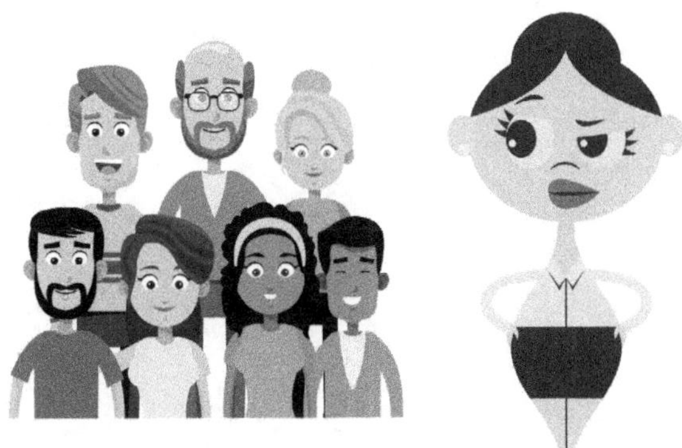

Riesci a immaginare quanto sarebbe strano vedere qualcuno che conosci, ma che non ti riconosce?

Un altro caso di studio condotto su una donna di 77 anni spiega ancora di più questo fenomeno. È stata trovata da suo figlio che parlava con una persona allo specchio. Essendo sorda, stava usando il linguaggio dei segni, e quando le è stato chiesto di quest'altra donna allo specchio, ha detto a suo figlio che sebbene assomigliasse a se stessa e avesse persino una storia di vita simile, non poteva essere la stessa persona. Lo sapeva a causa dello scarso uso del linguaggio dei segni da parte dell'altra donna. Lei era in grado di identificare gli altri riflessi nello specchio come semplici riflessi, ma il suo le appariva come un'altra persona. Ciò che le neuroscienze ci dicono è che la parte del nostro cervello responsabile del riconoscimento facciale è prevalentemente nell'emisfero destro. Quando gli scienziati studiarono il suo cervello, divenne evidente che c'era una notevole riduzione delle dimensioni della regione temporo-parietale sul lato destro del cervello, un'area coinvolta nella cognizione, nella memoria e nel linguaggio, il che potrebbe spiegare alcuni di questi eventi. Sebbene comprendiamo il cervello ad un livello molto più profondo rispetto al 1923, la sindrome di Capgras non è ancora pienamente compresa, ma casi come questi possono aiutare i neuroscienziati a capirne di più.

LA FACCIA DI UN ESTRANEO ALLO SPECCHIO

A proposito di riflessi allo specchio, anche con un cervello sano, è possibile che il tuo riflesso ti sembri un'altra persona che ti guarda ed essa sembra essere per forza viva e nemmeno umana Nel 2010 uno psicologo italiano di nome Giovanni Caputo ha eseguito un esperimento[3] con 50 persone che, una per una, sedute davanti a uno specchio sotto scarsa illuminazione, hanno osservato il proprio riflesso. Ogni persona ha riferito di aver visto il proprio volto deformato, di aver visto i volti dei genitori (alcuni dei quali non erano più vivi) o persino di aver visto volti di animali.

La cosa più impressionante è che non c'è nemmeno bisogno di uno specchio. Cinque anni dopo, l'esperimento è stato ripetuto,[4] con soggetti che guardavano negli occhi qualcun altro seduto di fronte a loro. Ogni persona ha avuto le stesse strane allucinazioni della durata di 7 secondi, un paio di allucinazioni ogni minuto. Se ti senti coraggioso, potresti provare tu stesso a ripetere questo esperimento.

Inizialmente si è discusso molto sul motivo per cui ciò accade. È stato suggerito che queste allucinazioni temporanee fanno parte del nostro subconscio proiettato sul corpo di un'altra persona. Tuttavia, una spiegazione molto più probabile è che quando fissiamo un viso immutabile per un lungo periodo, i neuroni visivi nel nostro cervello si abituano ad esso e iniziano a diminuire la loro attività, credendo che sia meno importante per noi, e quindi osserviamo i tratti facciali che iniziano a sfocarsi e scomparire. Inoltre, la mimica facciale e l'imitazione sono considerati importanti in questo fenomeno. In questi casi cambiamo le nostre espressioni facciali o azioni per imitare i comportamenti sociali degli altri, e quindi cambia anche l'immagine che vediamo in ciò che il nostro cervello ritiene appropriato.

Come esseri umani, siamo estremamente sensibili alla lettura di espressioni facciali e spesso le alteriamo inconsciamente per apparire più accettabili agli occhi degli altri. È per questo che il cervello lavora sempre, cercando di capire l'ambiente circostante. Senza abbastanza stimoli (fissare un viso immutabile è noioso per il cervello) il cervello inizia a riempire gli spazi vuoti, portando a bizzarre distorsioni che escono da caratteristiche prominenti del viso. Le basse condizioni di illuminazione probabilmente aggiungono un po' all'effetto causando una minore privazione sensoriale, che confonde ancora di più il nostro cervello.

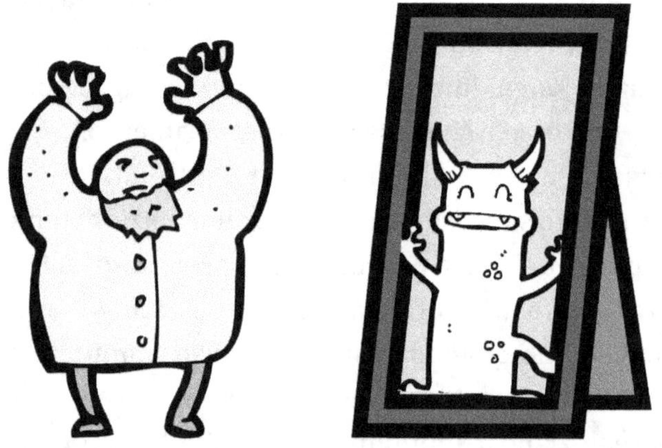

Ti senti abbastanza coraggioso da provarci? Vedi se riesci a replicare i risultati degli studi precedenti.

É IL MIO VOLTO O IL TUO?

Questo sembra il momento perfetto per parlare di facce, in particolare, del motivo per cui alcune persone non sembrano ricordarle, un termine che gli scienziati chiamano prosopagnosia o cecità facciale. Una persona con proso-pagnosia non riesce a riconoscere facilmente i volti familiari e spesso non riesce a distinguere tra volti sconosciuti come quelli di estranei. La prosopagnosia porta alla difficoltà di richiamare ricordi visivi non esclusivamente con i volti ma anche con l'identificazione di punti di riferimento o oggetti, il che può rendere particolarmente difficili compiti come la navigazione. Nei casi più gravi, le persone possono anche avere difficoltà a riconoscersi. Resta ancora molto da chiarire su ciò che accade nel cervello durante la prosopagnosia, ma si pensa che ci sia un problema di connettività tra le nostre aree visive e i centri di memoria nel nostro cervello. Lo sappiamo perché una persona con prosopagnosia che riconosce un volto familiare può avere difficoltà a ricordare qualsiasi dettaglio su quella persona se lascia la stanza.

Gli scienziati ritengono che ci sia una componente genetica della prosopagnosia, con circa il 2% della popolazione nata con una qualche forma di predisposizione. Se sei predisposto, ci sono prove che si sviluppa a seguito di un difetto in una parte del cervello chiamata *giro fusiforme*.[a] Quest'area è implicata nel riconoscere i volti umani in dettaglio e si è evoluta per aiutarci a identificare i volti della nostra famiglia e di altri membri della nostra comunità. Come tale, sembra essere un'area che è essenzialmente pre-programmata con le

---

[a] L'elaborazione facciale nel cervello si basa sul giro fusiforme, sulla corteccia occipitale e solco temporale superiore per identificare il viso di una persona con una specificità eccezionale.

informazioni, e problemi di sviluppo nel giro fusiforme possono portare col tempo a difficoltà come la prosopagnosia.

Tuttavia, le persone non solo nascono con la prosopagnosia, ma possono acquisirla nel corso della vita, di solito a causa di una lesione cerebrale, ictus o una malattia degenerativa. Recenti scansioni cerebrali di un uomo di 65 anni che aveva visto peggiorare la sua prosopagnosia hanno rivelato cambiamenti scioccanti nel cervello. Le aree del cervello che elaborano il riconoscimento facciale e i ricordi si stavano restringendo, con conseguente cecità facciale più grave[5] (il giro fusiforme e il lato destro del lobo temporale). Questi cambiamenti sembravano verificarsi principalmente nella parte destra del cervello, che contribuisce molto all'elaborazione visiva.

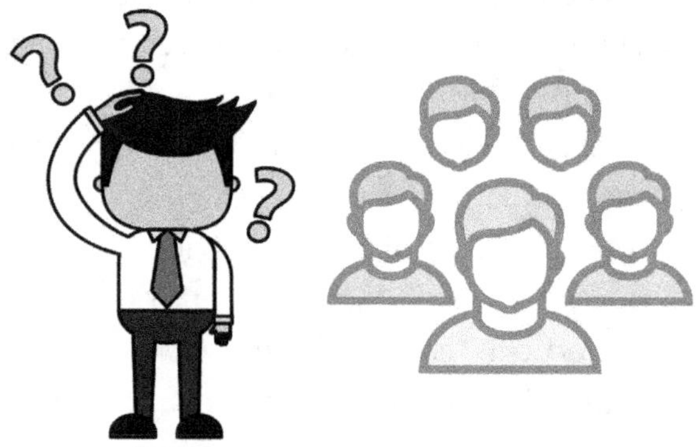

Succede a tutti almeno una volta nella vita. Non riesci proprio a ricordare chi siano alcune persone. Alla fine, passa troppo tempo ed è imbarazzante chiedere.

Attualmente, non esiste una cura per la prosopagnosia, ma piuttosto una focalizzazione sulla pratica di abilità compensative come la memorizzazione dell'abbigliamento di una persona o caratteristiche prominenti sul loro aspetto, che possono portare a miglioramenti sostanziali.

Se uno di questi nomi ti sembra familiare, ci sono diversi test come il Benton test di riconoscimento facciale o il Cambridge test di memoria facciale. Questi test si basano sull'aspetto di un certo numero di facce e sull'abbinamento con una identica, o con un volto che hai visto solo pochi istanti prima.

UN VECCHIO CERVELLO SAGGIO

Un fatto divertente del tuo cervello è che per la maggior parte, le cellule cerebrali con cui sei nato continueranno a svilupparsi e crescere man mano che impari, e in realtà rimarranno con te per tutta la vita. Esattamente le stesse! Quindi, se viveste fino a 80 anni, avreste cervelli di 80 anni, e se potessimo vivere così a lungo, anche 100 o 200 anni. Sembra abbastanza vecchio, giusto? Ok, ora prova a pensare a 2.000 anni!

Immagina la scena dell'anno 79 d.C. quando un giovane di circa 20 anni (chiamiamolo Aurelio) si sente stanco dopo una lunga giornata di servizio come custode del collegio di Ercolano, un'antica città vicino Napoli. Quindi, Aurelio decide di fare un breve pisolino nel suo letto. Poi, improvvisamente a 20 chilometri di distanza, erutta il Vesuvio, sputando cenere vulcanica calda a 500 °C, seppellendo rapidamente tutto in 20 metri di cenere, incluso il nostro caro amico Aurelio.

Andiamo avanti velocemente fino agli anni '60 quando Aurelio è stato trovato sdraiato su un letto di legno sotto una pila di cenere. A quel tempo, i resti non erano particolarmente riconoscibili, a differenza di altre vittime che possiamo vedere chiaramente ancora oggi, ma l'eccezionalità è che il suo tessuto cerebrale è stato ritrovato perfettamente conservato. Il calore estremo e poi il rapido raffreddamento tipico della cenere vulcanica del Vesuvio hanno fatto sì che le cellule cerebrali fossero trasformate in un materiale vetroso, quasi congelando le cellule intatte. Le cellule cerebrali presentavano infatti tutte le caratteristiche strutturali che si trovano nel sistema nervoso centrale. Uno studio più recente[6] ha persino esaminato il suo materiale cerebrale tramite un microscopio elettronico estremamente potente usando nuove tecnologie che hanno permesso agli scienziati di visualizzare le cellule cerebrali. Il team di ricerca ha confermato che stavano studiando i neuroni da un midollo spinale e da un cervello utilizzando la spettroscopia a raggi X per identificare

[a] il materiale organico. Lo studio è stato di grande riferimento per questo nuovo modo di studiare materiale cellulare antico. Questa ricerca aprirà una nuova linea di indagini bio-geo-archeologiche e il team spera di utilizzare questo metodo per studiare altri siti in tutto il mondo e scoprire cimiteri antichi precedentemente sconosciuti.

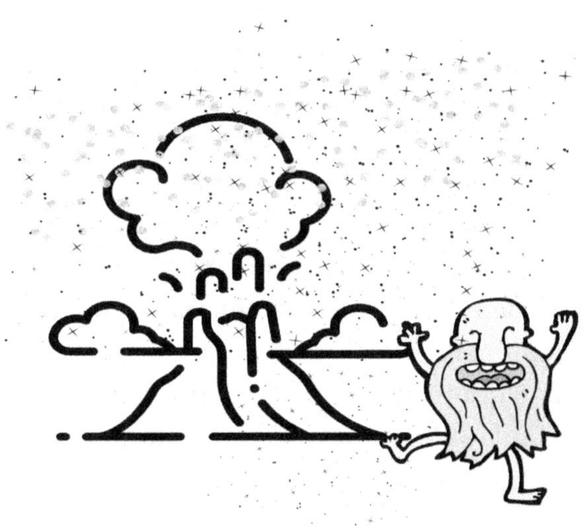

Anche se è altamente improbabile che ci fossero vecchi barbuti che ballavano sotto il vulcano mentre eruttava. Non lo sapremo mai veramente.

---

[a] La spettroscopia a raggi X misura i raggi X per comprendere le diverse proprietà chimiche di qualcosa. Aiuta a creare un'idea migliore di ciò che stai guardando.

PHINEAS GAGE

Da neuroscienziati, possiamo imparare molto dalle persone nella vita di tutti i giorni. Non siamo solo laboratori e microscopi. Questo spesso significa esaminare qualcuno che ha avuto una grave lesione cerebrale ma che è comunque vivo e in salute. Uno degli esempi più famosi è un uomo di nome Phineas Gage. Un operaio edile di 25 anni che nel 1848 stava lavorando alla costruzione di una nuova ferrovia quando ha accidentalmente fatto partire un'esplosione che gli ha lanciato una barra di ferro nel cranio e nel cervello. La forza dell'esplosione fu così grande che la barra uscita dalla testa e atterrò dall'altra parte dei binari. Con stupore di tutti coloro che lo circondavano, sopravvisse. Non molto tempo dopo il suo incidente, Phineas Gage fu in grado di parlare, e, con un piccolo aiuto, di andare in giro. Si riprese molto bene e non sembrava mostrare alcun segno di diminuzione dell'intelligenza, abilità di linguaggio compromessa o di paralisi fisica.

Nonostante il suo impressionante recupero, alla fine la gente iniziò a notare cambiamenti nella sua personalità. Divenne inaffidabile nel suo lavoro, agendo in modo inappropriato in situazioni sociali e iniziò a maledire spesso la gente, perdendo infine il lavoro e morendo solo pochi anni dopo a causa di una crisi epilettica. Gage è passato dall'essere un uomo, responsabile e ben educato a qualcuno completamente diverso; tuttavia, i singoli cambiamenti potrebbero non essere mai noti poiché gran parte della sua storia successiva è stata romanzata.

Ora sappiamo che Gage ha subito danni sostanziali a un'area del cervello chiamata corteccia prefrontale (CPF),[a] un'area importante nel processo decisionale, nell'elaborazione emotiva e nella formazione di ricordi a lungo termine. La ragione per cui la maggior parte delle sue facoltà mentali rimasero intatte era perché un'area più piccola della CPF (CPF dorsolaterale) era miracolosamente intatta, ed è quest'area che è coinvolta in molte delle funzioni cognitive superiori (cose come la definizione degli obiettivi e la risoluzione dei problemi). Il caso di Phineas Gage era così intrigante nel campo delle neuroscienze che il suo corpo fu poi riesumato in modo che il suo cranio potesse essere ricostruito usando la tecnologia informatica 3D, permettendoci di capire l'entità delle sue ferite.

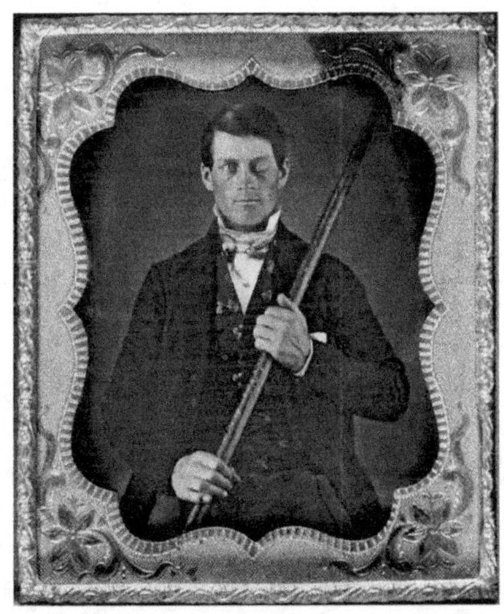

Un calvario scioccante e una storia straordinaria che merita il suo posto nella storia delle neuroscienze.

---

[a] Danni specifici alla CPF mediale e alla CPF orbitale sinistro.

La storia di Phineas Gage è la storia sfortunata di un uomo sopravvissuto a una ferita continuando a vivere con grandi sofferenze, un promemoria di quanto possa essere curioso ma tragico lo studio delle neuroscienze.

Il fenomeno dei luoghi alti

Sei mai stato in cima a un edificio alto o sul bordo di una scogliera e hai avuto un improvviso ma breve desiderio di saltare? Non avete davvero pensato di farlo, e non siete depressi, suicidi o angosciati, ma tale impulso compare comunque. A quanto pare, le neuroscienze hanno un nome per un tale evento - *il fenomeno dei luoghi alti*- a volte detto anche *chiamata del vuoto* - ed è in realtà molto normale e comune. Ci sono anche segnalazioni di impulsi a saltare davanti a un treno, infilare una mano in un fuoco o un'inversione a U nel traffico. Per fortuna, le persone generalmente non seguono questi impulsi e, sebbene la maggior parte dei resoconti di questi fenomeni siano aneddotici, c'è un gruppo di scienziati in Florida, USA, che ha deciso di dare un'altra occhiata.[7]

Il gruppo di ricerca ha chiesto a 431 studenti di questi episodi nella loro vita personale, e un sorprendente 55% ha riconosciuto di averli vissuti in una fase della loro vita. Come neuroscienziati, dobbiamo ancora capire perché si verificano questi pensieri, ma le prove di questo studio hanno evidenziato un aumento dei livelli di ansia correlati con una maggiore frequenza di questi pensieri invadenti.[a] L'ansia, non rara tra gli studenti, potrebbe aver portato a una frequenza più elevata di questi episodi rispetto al grande pubblico. Il motivo per cui l'ansia influenzerebbe questo comportamento deve ancora essere studiato.

La scienza, tuttavia, ci ha rivelato che il fenomeno dei luoghi alti è probabilmente il risultato di un ritardo di due secondi tra due segnali cerebrali opposti. Un segnale si basa

---

[a] Essere consapevoli del fatto che se questi pensieri si verificano regolarmente e durano più a lungo di un breve momento può essere un segno di qualcosa di più serio e si dovrebbe consultare un professionista medico.

sul nostro istinto di sopravvivenza che nota il pericolo e ci dice che dovremmo evitarlo, come cadere da una grande altezza o un treno che ci colpisce in faccia. Un altro segnale proveniente dal nostro cervello più logico ci dice che siamo relativamente al sicuro dove siamo, e non c'è una vera minaccia per la nostra sopravvivenza. I segnali che ne derivano sono interpretati dal nostro cervello – ora un po' confuso – e così sperimentiamo il fenomeno dei luoghi alti. Quindi, se mai avrai un impulso improvviso a saltare dalla cima dell'Everest, ricorda che è normale, ma per favore non farlo.

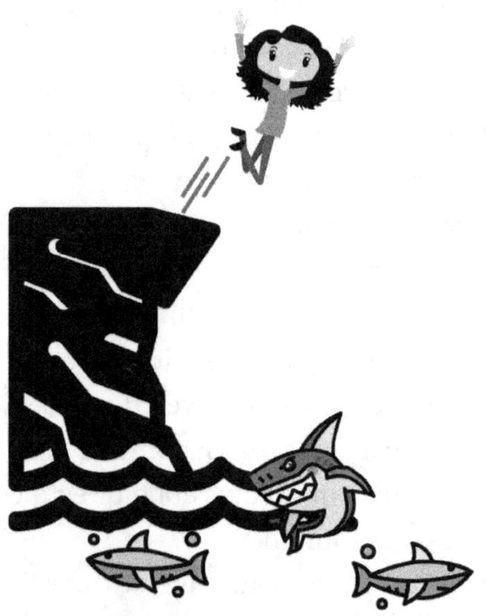

Per quanto tu possa desiderare a volte, per favore non saltare dai luoghi alti, specialmente se ci sono squali sotto.

PERCEPIRE I CAMPI MAGNETICI

È ben stabilito che gli uccelli possono percepire il campo magnetico terrestre e usarlo, insieme ai punti di riferimento, per navigare durante il volo. Sono in grado di farlo grazie a particelle magnetiche molto vicine alle terminazioni nervose nella loro testa, che traducono informazioni sensoriali su tatto, temperatura e dolore, il che significa che gli uccelli essenzialmente "sentono" il campo magnetico. Le retine dei loro occhi contengono il *criptocromo*, una piccola proteina che agisce in modo diverso a seconda della forza del campo magnetico. Ciò che è interessante è che gli scienziati hanno scoperto che anche gli esseri umani hanno questo criptocromo. Gli scienziati della Caltech hanno osservato come l'EEG (un elettroencefalogramma, che misura le onde cerebrali) delle persone cambia quando esposto a diversi campi magnetici.[8] Questo fenomeno è innocuo, e si verifica naturalmente nella vita di tutti i giorni, ma questo studio è stato il primo a riferire che gli esseri umani sono in grado di percepire queste informazioni e di sfruttarle. Sulla base di questa ricerca, alcuni scienziati hanno suggerito che questo potrebbe aver aiutato i nostri antenati a navigare tra il Nord e il Sud.

Al contrario, molti scienziati non sono così convinti e pensano che potrebbe non esserci alcun beneficio funzionale dovuto ai bassi livelli di criptocromo, e che la sua sola presenza non si traduce in un effetto. È forse più ragionevole suggerire che se ci fosse mai stato un beneficio nella navigazione, sarebbe stato perso nel corso della nostra storia evolutiva, dato che la navigazione di oggi si basa sulla logica, la consapevolezza spaziale e i centri di memoria del nostro cervello.

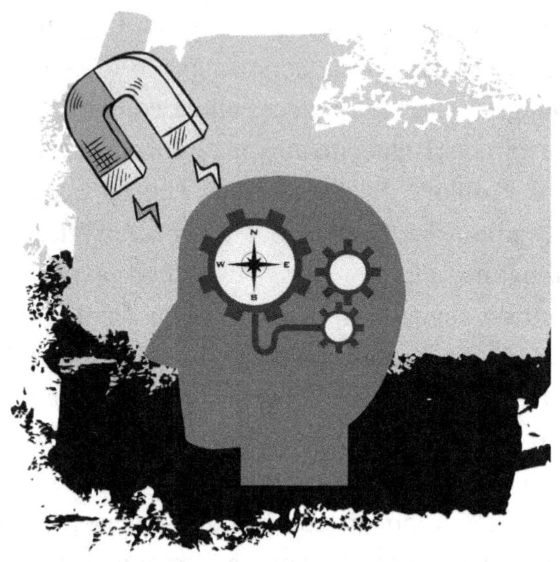

Cosa ne pensi? Riusciresti ad orientarti senza sforzo? Forse la ragione è proprio questa.

Al momento, non ci sono casi registrati di esseri umani in grado di percepire i campi magnetici, che sarebbe come avere un sesto senso – permettendoti di camminare nella giusta direzione senza la necessità di una bussola – ma è comunque un pensiero interessante.

LA VISIONE CIECA

Nella parte posteriore del cervello abbiamo il lobo occipitale. Questa regione riceve immagini dai nostri occhi e nervi ottici e decide cosa stiamo vedendo prima di inviare queste informazioni ad altre parti del nostro cervello per determinare come reagire. Quindi, se vediamo un adorabile cane soffice, la luce riflessa da quel cane viaggia verso la nostra retina nella parte posteriore del nostro occhio, lungo il nervo ottico e verso il lobo occipitale, dove viene elaborata dalla corteccia visiva primaria e secondaria. Altre aree (corteccia frontale e sistema limbico) interpretano quindi il significato e decidono quale dovrebbe essere la risposta emotiva, dando vita a un "ah, un cucciolo carino! – questa cosa mi piace e mi sento felice".

Tuttavia, un danno al lobo occipitale, ad esempio, attraverso traumi, un tumore al cervello o un ictus, può causare l'arrivo delle immagini del cucciolo carino alla corteccia visiva senza che venga elaborata o trasmessa ad altre aree del nostro cervello, e quindi diventiamo ciechi. Questo è un po' diverso dai casi in cui gli occhi o il nervo ottico non funzionano. Questa cecità è definita *cecità corticale* – essenzialmente, cecità del cervello. Potresti chiederti perché questo capitolo sta parlando di cuccioli carini e cecità. Beh, perché in alcune persone con cecità corticale, anche se non possono vedere oggetti particolari, il loro cervello subconscio li percepisce ancora. Ciò significa che una persona può interagire con qualcosa anche se in realtà non la vede. Usiamo un altro esempio. Diciamo che vuoi attraversare la stanza fino alla porta, ma c'è una sedia sul tuo percorso. In circostanze normali, vedresti la sedia e ci cammineresti intorno. Una persona con *cecità* avrebbe anche camminato attraverso la stanza evitando la sedia ma senza vederla. Semplicemente la evitano, ma non capisce appieno il perché.

Questo strano fenomeno è stato documentato per la prima volta nella ricerca del 1974 da Lawrence Weiskrantz e da allora è stato registrato in tutti i tipi di situazioni.[9] Per esempio una persona può prendere una palla a mezz'aria senza vederla, ma forse lo studio più interessante è quello che mostra come sia possibile identificare le emozioni facciali e persino rispecchiare quelle stesse emozioni nel proprio viso, senza mai essere consapevoli di vedere alcuna espressione facciale.

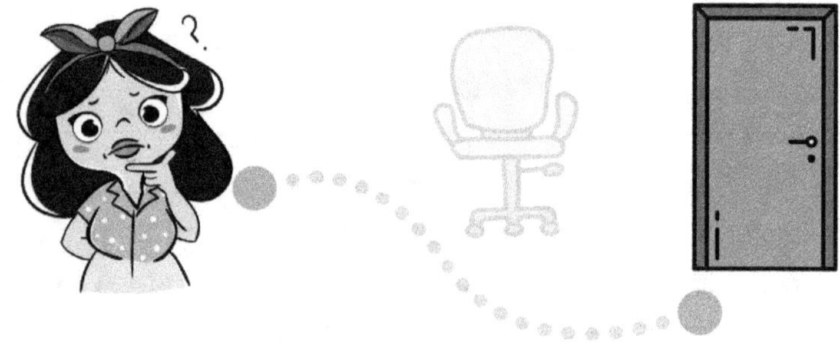

Il cervello è un posto davvero strano, ma affascinante che potremmo non comprendere mai completamente.

Il fenomeno della visione cieca è stato rigorosamente testato in molti contesti sperimentali, e come tale, i neuroscienziati pensano di avere una spiegazione. Innanzitutto, il fatto che alcune persone con cecità corticale non sperimentino il fenomeno della cecità può essere dovuto al fatto che il *collicolo superiore* – un'area del cervello importante nell'orientamento visivo – è preservato.[10] Anche se non conosciamo ancora appieno la funzione del *collicolo superiore*, sappiamo che quest'area riceve informazioni su ciò che vediamo e la converte in segnali che avviano un movimento appropriato. Per spiegare questo, immagina di sederti e guardare un'auto da corsa che attraversa. I nostri occhi e la nostra testa seguirebbero istintivamente l'auto mentre tracciamo i suoi movimenti. Questo è responsabilità del collicolo superiore, monitorare istintivamente l'ambiente e decidere come muovere il nostro corpo.

L'ipotesi attuale per la visione cieca afferma che quando il cervello percepisce danni al lobo occipitale, inizia a ricollegare se stesso per bypassare la corteccia visiva primaria, e, con l'aiuto del *collicolo superiore*, invia le informazioni attraverso un'area chiamata *nucleo geniculato laterale* al centro del cervello. La persona potrebbe non riacquistare mai più completamente la visione normale, ma potrebbe essere ancora in grado di vivere una vita normale. Alcuni neuroscienziati suggeriscono che questo è un processo attraverso il quale il cervello ritorna a una forma di visione più basilare, e che si vede negli animali che naturalmente non hanno le aree visive avanzate di un cervello umano.

UNA MEMORIA PERFETTA

Non esiste una memoria perfetta, ma per quanto ci insegnano le neuroscienze, non dimentichiamo mai nulla. Anche se in realtà, la maggior parte dei ricordi non può essere recuperata da noi a livello cosciente, e quindi potresti pensare che siano persi per sempre. Tuttavia, questa dimenticanza è semplicemente un meccanismo che il nostro cervello utilizza in modo da poter facilmente ricordare le cose importanti e non lasciarci distrarre dagli innumerevoli altri ricordi che archiviamo. Alcune persone non sembrano avere questa abilità e invece vivono con una memoria quasi perfetta.

Ciò si chiama *ipertimesia* e dà alle persone la possibilità di avere una memoria autobiografica quasi perfetta. E' possibile ricordare con precisione ogni grande evento, giorno per giorno da anni precedenti, o ricordare quale giorno della settimana era in una data casuale del passato, e anche descrivere il menu di un ristorante visitato in una data precisa. Un resoconto della vita di Jill Price, la prima persona ad essere identificata ad avere questa memoria avanzata, ha recentemente descritto come, all'età di soli otto anni, il suo cervello sia improvvisamente cambiato.[11] Da allora, non riusciva mai a dimenticare alcun dettaglio della sua vita. Ciò significa che può ricordare ogni giorno dal 1980 in poi, e sebbene non sia un ricordo perfetto, può ricordare cosa stesse facendo, con chi era e dove si trovava.

Gli scienziati pensano che l'ipertimesia possa essere simile ai casi di sindrome del savant (o dell'idiota sapiente) in cui le persone sviluppano straordinarie capacità mentali nella memoria aritmetica ed episodica. Dando un'occhiata più da vicino, le scansioni cerebrali hanno rivelato differenze nel cervello delle persone con ipertimesia rispetto a quelle con memoria standard.[12] Questi includono un *giro para-ippocampale* più grande (un'area che circonda la regione della memoria), che è associato a memorie autobiografiche e consapevolezza spaziale (dove siamo). Sebbene possiamo identificare questi cambiamenti, essi non spiegano completamente la differenza nelle capacità di memoria, il che significa che è più probabile che sia spiegato da come il cervello memorizza i suoi ricordi, piuttosto che dalle dimensioni di aree specifiche.

Questa connettività è stata recentemente dimostrata tra il lobo temporale (memoria), il lobo parietale (sensi come il tatto e il gusto) e la corteccia prefrontale (pensiero analitico). Queste aree sono importanti per la memoria e gli impressionanti sforzi analitici. In breve, il cervello memorizza questi ricordi in modo diverso nel cervello di persone come Jill Price, ma hanno ricordi migliori a causa della facilità con cui è possibile accedervi. È come se la tua mente disponesse di una linea telefonica diretta per il centro di memoria, piuttosto che passare attraverso strati di archivi di informazioni mal organizzati.

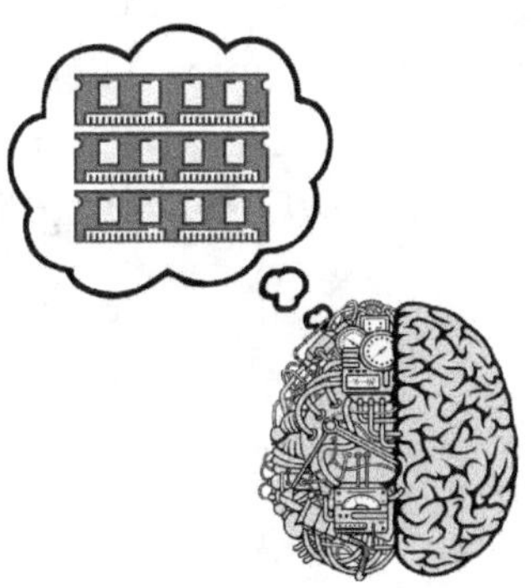

Sarebbe una buona cosa ricordare tutto, o sarebbe un male? Penso di preferire la mia memoria normale per ora.

I neuroscienziati sono anche in grado di osservare le differenze nelle risposte quando chiedono alle persone con ipertimesia di descriversi. Le persone con ipertimesia hanno spesso una straordinaria immaginazione e caratteristiche di assorbimento (la capacità di essere completamente concentrati e attenti alle sensazioni di un'attività). Spesso descrivono di essere più sensibili al suono, all'olfatto e agli stimoli visivi, e il livello di dettaglio acquisito attraverso questa sensibilità può aiutare a rendere gli eventi quotidiani molto più memorabili. Inoltre, non è raro trovare ipertimesia accoppiata a tratti ossessivi della personalità, facendo ricordare sistematicamente alla persona le cose anche quando questo non è richiesto. Secondo le parole di Jill Price, è sia un dono che un peso.

Ogni cervello ha la capacità di ricordare tali dettagli, ma utilizziamo questa abilità solo quando il giorno o l'evento è particolarmente memorabile, come un giorno di nozze o un'esperienza traumatica, quando siamo più consapevoli di queste informazioni sensoriali.

Ciò è dovuto a come il cervello preferisce conservare i ricordi, perché dettagli incredibilmente vividi che non si sperimentano in una giornata tipica sono più facilmente ricordabili. La nostra memoria può essere allenata illimitatamente, ma ci vuole una forte immaginazione e molta ripetizione.

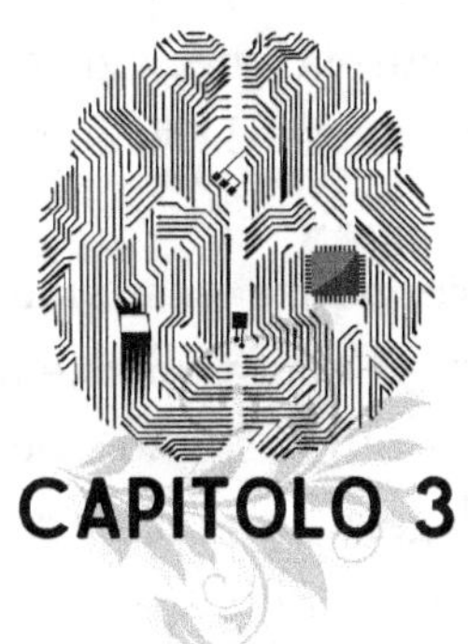

CAPITOLO 3

IL FUTURO DELLE NEUROSCIENZE

Possiamo vedere solo poco davanti a noi, ma possiamo vedere tante cose che bisogna fare.

Alan Turing

Questa citazione di Alan Turing, famoso crittoanalista e matematico durante la seconda guerra mondiale, riassume perfettamente questo capitolo. Ci troviamo di fronte a così tante sfide per raggiungere il futuro che vogliamo e meritiamo, e forse la nostra più grande forza è che possiamo lavorare insieme per poter risolvere ogni problema per arrivarci. Se riflettiamo sul secolo scorso e consideriamo i progressi che abbiamo compiuto in materia di salute e medicina, tecnologia e sperimentazione scientifica, è emozionante immaginare quali nuove frontiere possano essere aperte nei prossimi 100 anni. Questo capitolo esplorerà come potrebbe essere quel futuro. Diviso in tre parti - la scienza che si mescola con la tecnologia, salute e malattia e il miglioramento- ognuna si concentra su un elemento della nostra vita in cui si prevede che i progressi nelle neuroscienze avranno un grande impatto. Servirà come guida attraverso la ricerca più innovativa di oggi, e cosa sarebbe esattamente necessario per avanzare verso un futuro in cui le neuroscienze potrebbero curare le malattie cerebrali o preservare la nostra mente in modo da vivere per sempre. Parlerà di come possiamo liberare il potenziale del nostro cervello, e magari un giorno comunicare non con le parole, ma con il potere delle nostre menti, e dei gruppi di ricercatori che sono là fuori oggi cercando di trasformare tutto questo in realtà.

Sono passati poco più di 50 anni da quando siamo atterrati per la prima volta sulla Luna, e la tecnologia si è sviluppata a un ritmo vertiginoso negli anni successivi. La potenza di calcolo necessaria per un viaggio di andata e ritorno di tre uomini sulla Luna nel 1969 potrebbe facilmente adattarsi al tuo smartphone oggi. Nel prossimo secolo, i progressi tecnologici potrebbero guidare la scoperta scientifica aiutandoci a guardare ancora più da vicino il cervello, ottenendo un accesso senza precedenti all'organo più misterioso del corpo e guidandoci verso un futuro meno fantascientifico e più scientifico.

Se pensavi che il cervello fosse strano e misterioso prima, abbi ancora un po' di pazienza!

SAPPIAMO COSÌ TANTO MA ANCHE COSÌ POCO

Ci attendono tempi entusiasmanti nelle neuroscienze, ma è essenziale guardare dove siamo oggi. Rimane così tanto che dobbiamo ancora comprendere veramente sul cervello. Sembra che ogni volta che impariamo qualcosa di nuovo sorgano molte nuove domande riguardo il nostro modo di pensare a come funziona davvero il cervello. Affinché gli scienziati comprendano anche come appare un cervello umano, con i suoi neuroni interconnessi, assoni, cellule gliali, vasi sanguigni e neurotrasmettitori, dobbiamo prima costruire una mappa precisa, un *connettoma*. Scansioni cerebrali in grado di mappare un cervello umano in tre dimensioni, dove possiamo rintracciare ogni neurone per visualizzare le connessioni, porteranno un salto rivoluzionario proprio come è successo con la mappatura del genoma umano o l'atterraggio sulla Luna.

Il cervello umano è costituito da miliardi di neuroni, e da migliaia di sinapsi su ciascuno di essi. Il primo tentativo di mappare accuratamente una piccola regione di un cervello del moscerino della frutta è riuscito a catturare circa 600 neuroni. Di questo passo, dobbiamo aggiungere a quel moscerino altri 146 milioni di neuroni per avvicinarci al cervello umano. A tal fine, la scienza dovrebbe adottare un approccio interdisciplinare in cui la ricerca sia condivisa liberamente tra altri scienziati, ingegneri, medici e accademici. Ciò avviene molto meno di quanto si possa pensare, ma alcuni istituti di ricerca stanno iniziando a cambiare le cose. L'Allen Institute di Seattle, negli Stati Uniti, per esempio, fa proprio questo. Condividono liberamente le loro mappe cerebrali per aiutare altri ricercatori a capire il funzionamento del cervello e accelerare le neuroscienze nel loro complesso. Tuttavia, rimane un demone travolgente che esiste nel mondo dell'editoria scientifica: le riviste che pubblicano le ricerche addebitano un prezzo esorbitante per accettare i risultati della ricerca in primo luogo (migliaia di dollari per articolo) e poi addebitano vergognose quote di abbonamento per concederne l'accesso. Questo è stato evidenziato da un famoso memo dell'Università di Harvard che spiega come gli abbonamenti annuali per un totale di 3,5 milioni di dollari stessero danneggiando il loro contribuito scientifico.[1] Loro hanno menzionato Elsevier, un gigante dell'editoria olandese, che ha un fatturato di 2,6 miliardi di dollari, ma la verità è che questa è solo la punta dell'iceberg.

La risposta alla pandemia di Covid-19 da parte di alcuni editori è forse ancora più preoccupante, che ha portato all'aumento dei prezzi. Il costo di alcuni libri elettronici (copie digitali con costi relativamente modesti per l'editoria) è aumentato fino al 500% per gli studenti.[2] Questi libri sono spesso obbligatori per i corsi. Un esempio è la McGraw Hill che ha venduto un'edizione cartacea per £ 65.99 (circa 77€), ma chiedeva £ 528 (circa 623€) per la versione scaricabile.

Tutto ciò significa in realtà che solo i più ricchi hanno accesso a tutte le ricerche scientifiche, ma c'è luce alla fine del tunnel. Il governo indiano sta considerando una politica di "abbonamento nazionale" attraverso la quale comprerebbe gli articoli scientifici e li condividerebbe con scienziati di tutto il paese; un'idea straordinaria che si spera prenda piede. Ma a livello globale, purtroppo, l'avidità si è insinuata nella scienza, e se questa avidità non viene contestata, non si realizzerà mai una maggiore connessione tra gli scienziati.

Supponiamo che gli editori malvagi non esistano per un momento, e torniamo al moscerino della frutta. L'elaborazione visiva all'interno del suo cervello recluta circa 60.000 neuroni (l'intero cervello ne contiene circa 100.000). Diciamo che il moscerino vede una mela succosa di fronte a sé – i neuroni della corteccia visiva rilasciano segnali che comunicano con altre regioni del cervello e, interpretando quei segnali, formano un'immagine e determinano che si tratta di una mela. Si scopre che solo il 10% di questi neuroni ha risposto come pensavamo che avrebbero dovuto.[3] Ciò significa che non comprendiamo ancora appieno il 90% dell'attivazione cerebrale e anche questa stima è abbastanza ambiziosa. Ancora non capiamo come il nostro cervello usi diversi tipi di neuroni per risolvere un dato problema. Abbiamo un'idea, e possiamo dimostrare concetti, ma non l'intera storia. Immagina di leggere un libro a cui mancano alcune pagine. Se leggiamo Riccioli d'oro e i Tre Orsi, e l'eroina mangia solo porridge freddo prima di addormentarsi perché mancano le parti dove mangia cibo più caldo, penseremmo solo che sia una strana mangiatrice di porridge, abituata a condizioni artiche. Ci mancherà il contesto di cui abbiamo bisogno.

Ci sono molte domande a cui dobbiamo rispondere se vogliamo avanzare nel futuro che vogliamo. Nonostante gli ostacoli della collaborazione scientifica e dell'editoria, le ambiziose società biotecnologiche che competono per essere le prime a affermarsi come leader collaborano con ricercatori accademici per avvicinarci al futuro più vicino a quello immaginabile. Di seguito illustrerò alcune delle ricerche più importanti nei laboratori di oggi e come questi progetti si stiano preparando a plasmare il futuro delle neuroscienze.

L'IMAGING DEL NOSTRO CERVELLO

Devo ammettere che, quando ho avuto l'idea di scrivere questo capitolo, per la prima volta la mia mente è andata immediatamente a "Il mio cervello può essere trasferito in un robot in modo da poter vivere più a lungo?" Quando ho chiesto alle persone di farmi domande riguardo le neuroscienze, sono stato rassicurato nel vedere che anche altre persone si stavano ponendo questa domanda. "Almeno non sarò l'unico robot in futuro" ho pensato tra me e me. Con questo in mente, sarà mai possibile caricare i nostri ricordi, pensieri e personalità, in un cervello computerizzato e sintetico, in modo che quando i nostri corpi muoiono, abbiamo ancora una versione di noi stessi che continua a "vivere"? Se è così, come sarebbe, e come possiamo iniziare a creare la tecnologia necessaria? In futuro, avremo davvero l'abilità di raggiungere questo obiettivo?

Cominciamo con l'idea di costruire un cervello sintetico che memorizza tutte le nostre esperienze di vita e personalità. Sarebbe necessario creare un duplicato computerizzato in cui tutte queste informazioni possano essere memorizzate. Una delle grandi pietre miliari per rendere questo futuro una realtà è la scansione e la mappatura precisa del nostro cervello. Il cervello umano ha 88-100 miliardi di neuroni, ognuno con migliaia, o decine di migliaia, di sinapsi, il che significa 1.000.000.000.000.000 (1 quadrilione) di connessioni da mappare. Se includessimo cellule cerebrali che non sono neuroni, come le cellule gliali – per le quali abbiamo fino a cinque volte più materiale di quello che abbiamo per i neuroni – diventerebbe ancora più complicato, e non farmi nemmeno iniziare a parlare degli interneuroni, una sorta di tramite per due neuroni. Tutto questo dovrà essere mappato e visualizzato per capire se e come replicare un cervello umano. Allora, ci serve solo una mappa gigante, giusto? Insomma... sì e no.

VEDERE È CREDERE

Un'area vitale che vedrà miglioramenti entro il prossimo secolo è la tecnologia che consente agli scienziati di visualizzare ciò che accade all'interno di un neurone. I nostri microscopi più potenti, come microscopi elettronici e microscopi ad eccitazione a due fotoni (quest'ultimo è il microscopio di riferimento, che prevede l'uso di un laser per illuminare o fare emettere fluorescenza ai neuroni), richiedono che le cellule rimangano perfettamente ferme, e quindi non possono essere vive. Il tessuto vivente può essere immortalato, ma generalmente si traduce in immagini lente con una risoluzione inferiore all'ideale.[a] Tuttavia, le tecniche di imaging che potrebbero visualizzare le cellule cerebrali viventi in tempo reale, come osservare l'interazione tra i recettori e le altre proteine con i farmaci, sarebbero una svolta che potrebbe permetterci di vedere esattamente come funziona un farmaco.

Tecniche di imaging più recenti e specifiche ci consentono di etichettare parti specifiche delle cellule cerebrali e consentirebbero ai ricercatori di tenere traccia dei cambiamenti nel tempo in più regioni cerebrali. Potremmo

---

[a] La microscopia a due fotoni migliorata da un team statunitense che lavora con animali vivi ha mostrato miglioramenti impressionanti[4] utilizzando FACED (free space angular-chirp-enhanced delay), che registra neuroni con una frequenza di fotogrammi così elevata da poter vedere i segnali elettrici. Tuttavia, penetra solo in 1 mm di tessuto cerebrale e quindi non può raggiungere aree più profonde.

essenzialmente decodificare queste informazioni per capire cosa succede nel cervello quando inizia un processo di malattia in primo luogo - processi difficili da studiare e ancora non completamente esplorati. I microscopi di oggi hanno un compromesso tra una maggiore qualità dell'immagine con tempi di elaborazione e frame rate lenti o un'immagine più veloce e profonda con una risoluzione inferiore. L'imaging futuro dovrebbe fondere entrambi questi vantaggi. Il laboratorio di ricerca di Alipasha Vaziri, con sede a New York, sta attualmente tentando proprio questo, sviluppando una tecnica di microscopia a tre fotoni in grado di portare le immagini molto più in profondità rispetto allo standard 1mm.[b,5] Sarebbero così in grado di registrare da 12.000 neuroni contemporaneamente, il tutto mentre l'animale si muove e interagisce con il suo ambiente, permettendo ai ricercatori di studiare come il cervello cambia con il suo comportamento. Questo rappresenterebbe davvero un risultato straordinario.

Queste grandi immagini creerebbero così tanti dati che potrebbero essere difficili da gestire per i computer standard. Ulteriori miglioramenti in questi settori si baserebbero quindi sull'innovazione congiunta della tecnologia, nella microscopia, nel software informatico e nell'intelligenza artificiale (IA) per elaborare le informazioni raccolte da tali immagini. Probabilmente i progressi che avverranno nel campo delle neuroscienze saranno associati a queste innovazioni tecnologiche.

Nel 2019, un team di ricerca del Massachusetts Institute of Technology (MIT) ha collaborato con lo scienziato premio

---

[b] Il team di ricerca è pioniere della microscopia HyMS (microscopia ottica a sculture multiplexate ibride) nel cervello degli animali vivi per vedere come cambia mentre gli animali interagiscono con il loro ambiente.

Nobel Eric Betzig e con il suo laboratorio per dare uno sguardo in modo innovativo ai neuroni, dove hanno deciso di controllare nuovamente il cervello del nostro moscerino della frutta preferito.[6] Hanno inventato una tecnica chiamata microscopia d' espansione, in pratica i neuroni del cervello aumentano le dimensioni per poter creare immagini tridimensionali. Le immagini prodotte sono state rivoluzionarie e hanno permesso ai ricercatori di ingrandire specifici neuroni e sinapsi, dove sono stati in grado di contare tutti i 40 milioni di sinapsi. È incredibile. È come scattare una foto di un ago in un pagliaio. Beh, 40 milioni di aghi in un sacco di pagliai. Se questi pagliai riuscissero a stare sulla punta di un tuo dito.

Andando avanti, questa microscopia avanzata potrebbe essere abbinata a strumenti per la realtà virtuale per consentire agli scienziati di visualizzare tutte le connessioni cerebrali (con l'uso di visori si potrebbe letteralmente camminare intorno al cervello). Attualmente, però, questa tecnica ha degli svantaggi, come parti specifiche delle cellule cerebrali che non risultano fluorescenti o non aumentano di dimensioni. Questi problemi saranno affrontati in ulteriori studi man mano che amplieremo la nostra comprensione di queste tecniche.

POSSIAMO FARE L' UPLOAD DEI NOSTRI RICORDI?

Quindi, torniamo a costruire un cervello computerizzato. Il problema principale quando ci riferiamo alle cellule cerebrali umane è che si tende ad ucciderle nel processo di studiarle. Le cellule devono essere stabili e incapaci di muoversi in modo da poter ottenere immagini chiare in laboratorio (questo è diverso dalle scansioni cerebrali in un ospedale che guardano l'intero cervello, piuttosto che solo pochi piccoli neuroni). Un modo per aggirare questo problema, almeno nei laboratori di oggi, è usare il cervello delle persone morte recentemente. Un altro modo, un po' più crudo, è quello di aspettare fino al momento in cui una persona sta per morire, prima di preservare il cervello. Questo alla fine risulterà fatale, ma le informazioni saranno comunque raccolte da un cervello vivente. C'è una compagnia chiamata Nectome che fa proprio questo. I volontari malati terminali scelgono di conservare il cervello con l'intenzione di conservare le loro cellule cerebrali, e quindi i loro ricordi, in condizioni quasi perfette, essenzialmente congelando il loro cervello in tempo. Nectome è in prima linea in un nuovissimo campo delle neuroscienze sperimentali chiamato conservazione della memoria. Nel 2018, poche ore dopo la morte, un cervello umano è stato rimosso e preservato usando la nuova tecnica di Nectome. Questo metodo ha funzionato[7] e quel cervello sarà utilizzato per ulteriori studi per perfezionare il processo di conservazione.

Per fare questo nuovo tipo di conservazione, Nectome ha sviluppato una soluzione chimica a base di glutaraldeide per fissare il cervello e tutte le sue strutture microscopiche in modo che le generazioni future le possano decodificare. Questo non è un compito facile se si considera che ci sono almeno 300.000 molecole in ogni sinapsi, e non abbiamo un'idea reale di quali siano funzionalmente rilevanti nella memoria o di come le cellule le usino per la memorizzazione. I neuroscienziati possono già preservare il tessuto cerebrale, ma il processo causa molti danni e non sarebbe affatto vicino al livello di preservazione necessario affinché un cervello umano sia di qualsiasi uso in futuro. Questo è il motivo per cui il nuovo approccio di Nectome è così eccitante.

L'ambizioso obiettivo dell'azienda è quello di preservare i cervelli in modo che siano pronti per essere riportati in vita in una forma o in un'altra. Tuttavia, molti scienziati ritengono che la rianimazione di un cervello umano, anche tra un secolo, sia irrealistica. Abbiamo ancora poca conoscenza di come il cervello sia connesso. Anche se in possesso del connettoma, non è detto che questa mappa cerebrale sia abbastanza per insegnarci come estrarre e decifrare le informazioni dal cervello. La Nectome stessa, tuttavia, dichiara che si stanno semplicemente concentrando sulla conservazione a lungo termine del tessuto cerebrale. Si dedicano solo a preservare le connessioni, le sinapsi e gli assoni che sono alla base (almeno per quanto ne sappiamo) per la memorizzazione dei ricordi, e in questa fase, non stanno tentando di rianimare il cervello.

Molte domande sulle sulla formazione della memoria rimangono irrisolte e quindi è improbabile che la personalità e il comportamento possano essere identificati e caricati in un avatar in un prossimo futuro. Le questioni importanti rimangono senza risposta. Se pensiamo al Capitolo 1, dove abbiamo esplorato il processo di formazione della memoria, una delle sfide della decodifica dei ricordi è capire come piccoli dettagli su ogni memoria siano memorizzati in tutto il cervello. Le connessioni con le nostre aree emotive, le aree visive, le aree logiche e molte altre possono far parte di un'unica memoria. Ad esempio, un singolo recettore o canale ionico sarebbe responsabile di ricordare un'istante in cui ridevi di uno scherzo, o di sentimenti e di empatia che una volta hai provato per una persona cara o l'apprezzamento per un dipinto che hai visto una volta? Cosa ancora più intrigante: comprendendo questi cambiamenti potremmo eliminare ricordi che non vogliamo? Potresti voler ricordare un'esperienza felice in un parco a tema, ad esempio, ma non la parte in cui vomiti dopo un giro in giostra.

Ciò che è plausibile è che potremmo imparare a "leggere" alcuni dei dati del cervello a un livello di base, come da quale decennio provengono i ricordi, quale lingua una persona ha parlato o una vaga descrizione di un luogo precedentemente visitato. Questo processo è più impegnativo di quanto sembri perché non esiste una singola memoria come una bobina di film o un'immagine: ma piuttosto essa consiste in una raccolta di dettagli dalle interazioni neuronali, ognuna con i propri sottili cambiamenti. Decodificare questo connettoma richiederebbe una potente intelligenza artificiale (IA) per imparare non solo *come* le cellule cerebrali sono connesse, ma *perché* sono connesse. Per risolvere questo problema, un dispositivo wireless indossato dalla persona, accoppiato all'intelligenza artificiale avanzata, potrebbe essere utilizzato per mesi prima che il cervello subisca il processo di conservazione. Questo sarebbe fondamentale quando si decodifica il connettoma per rianimare le vie cerebrali in un cervello sintetico o per "riavviare" il cervello organico originale.

Supponiamo che sia possibile recuperare ricordi da un cervello deceduto. A seconda di quanto tempo il cervello è morto, potrebbe essere possibile caricare i nostri ricordi post-mortem, potenzialmente per risolvere i crimini usando gli ultimi ricordi prima di un omicidio. O forse un giorno potremmo scaricare ricordi da persone viventi, usando un dispositivo wireless per vedere la verità in un processo penale. Alla fine, il mercato utilizzerà questa tecnologia e, con essa, creerà un futuro in cui potremmo rivivere i nostri ricordi a volontà, utilizzando un dispositivo wireless per identificare un ricordo felice, indicazioni per un posto precedentemente visitato o una semplice lista della spesa.

Le future indagini e i prodotti delle neuroscienze si muoveranno quasi certamente nella direzione della registrazione non invasiva. Oggi, i nostri dati più affidabili provengono da elettrodi impiantati chirurgicamente nel cervello. Spesso, gli studi reclutano persone che hanno impianti di elettrodi per trattare le convulsioni epilettiche per ridurre al minimo le procedure invasive sulle persone che non ne hanno bisogno. Tuttavia, ci stiamo lentamente muovendo verso un futuro in grado di rilevare i cambiamenti cerebrali in modalità wireless, come vedremo di seguito.

STESSA TESTA, CORPO NUOVO

Se vogliamo preservare il nostro cervello, non possiamo semplicemente tagliare fuori il corpo, letteralmente? Perché preoccuparsi di caricare e decodificare il nostro cervello alla morte, quando potremmo semplicemente trapiantare la testa su un altro corpo sano.

Pausa-vomito per il lettore.

Nel 1908, uno scienziato di nome Charles Guthrie tentò di mettere la testa di un cane sul collo di un altro. Non ha vissuto più di qualche ora. Andiamo avanti fino al 1971, quando un team di chirurghi ha effettuato un macabro trapianto di testa di una scimmia sul corpo di un'altra scimmia. La scimmia sopravvisse per 8 giorni e i chirurghi riuscirono effettivamente a ripristinare alcune sensazioni di base come l'olfatto, il gusto e l'udito.[8] Certo, questa è roba da incubi e anche un promemoria dei sacrifici che, purtroppo, si fanno in nome della scienza. Poi, nel 2019, un russo di 33 anni di nome Valery Spiridonov- affetto da una malattia muscolare degenerativa - è stato selezionato per diventare il primo essere umano a sottoporsi a un trapianto di testa completa su un altro corpo. Negli anni precedenti l'intervento, al team di Spiridonov si era unito anche il neurochirurgo italiano Sergio Canavero, per eseguire il primo trapianto di testa umana al mondo. Spiridonov si è recentemente rimosso come volontario per l'intervento chirurgico, dopo aver sposato il suo partner e aver deciso di non sottoporsi alla rischiosa procedura. La scienza è chiaramente determinata a dimostrare la fattibilità di questo tipo di chirurgia, poiché Canavero si sta impegnando a trovare un altro volontario per il futuro.

Al di là delle considerazioni etiche riguardo questo tipo di operazione (Canavero ha difficoltà a svolgere la sua ricerca in molti paesi per questo motivo), le capacità tecniche necessarie per raggiungerlo sono ben al di là della nostra portata oggi. Capire come riattaccare un midollo spinale e i suoi neuroni, o preservare il flusso sanguigno al corpo e al cervello, o come combinare molte abilità chirurgiche per il collo, i vasi sanguigni, i nervi e tutto il resto, sono tutte sfide che non si crede saremo in grado di risolvere presto.

INTERFACCIA CERVELLO-COMPUTER

Una delle idee più emozionanti a provenire dalla fusione di neuroscienze e ingegneria è quella che potrebbe avere una grande influenza su come vivremo le nostre vite in futuro. Vengono chiamate interfacce cervello-computer, o ICC, e creano una comunicazione diretta tra il cervello umano e un computer. Semplicemente usando il potere dei nostri pensieri, possiamo interagire con il mondo che ci circonda in un modo completamente nuovo. In effetti, la ricerca di questo tipo è in continuo miglioramento a partire dagli anni '70, e ora stiamo finalmente iniziando a vedere i benefici di questa tecnologia e quale potrebbe essere il suo potenziale. Quest'area sta crescendo a un ritmo così rapido che si prevede che il valore di mercato sarà di circa 4 miliardi di dollari entro il 2027.

La realtà virtuale è già presente nelle nostre vite e chiunque possieda una console di gioco ha probabilmente visto l'attrezzatura pubblicizzata da qualche parte. Si va da un piccolo headset associato ad uno smartphone, a un gioco di auto da corsa completamente coinvolgente in cui ogni angolazione che vedi ti offre una sensazione realistica di guida all'esterno. Ora, Neurable, un'azienda di Boston, USA, ha fatto un ulteriore passo avanti mostrando il suo gioco di realtà virtuale, chiamato Awakening. La cosa diversa di questo gioco è che il movimento attraverso questa realtà virtuale è controllato con la tua mente. Anche altre aziende come Nextmind vogliono abbinare l'innovativa neuroscienza con le nuove tecnologie all'avanguardia per creare prodotti come questo per il grande pubblico. È stato sviluppato un dispositivo che analizza il movimento oculare di una persona e lo traduce in un comando. Ad esempio, mentre guardiamo la TV possiamo cambiare canale, aumentare il volume e aprire le schermate dei menù con la mente. Oggi è disponibile per l'acquisto pubblico, ma questo è solo il primo passo nello sviluppo ICC.

Diverse aziende, come Brainco, Neurosity, Paradromics e Neurable, stanno cercando modi per registrare e monitorare meglio gli elettrodi nel cervello. Attualmente, le misurazioni più precise del nostro cervello provengono da elettrodi impiantati chirurgicamente nel cervello stesso. Naturalmente, questo non sarà di grande uso per il grande pubblico, e oggi questo metodo è riservato solo alle persone con gravi disturbi cerebrali che non possono essere trattati in altri modi. Gli elettrodi possono essere piccoli come un capello umano nel tentativo di ridurre al minimo i danni al cervello stesso. I dispositivi EEG wireless sono in fase di sviluppo e saranno la direzione che questa tecnologia seguirà in futuro, riducendo le dimensioni fino a miniature impossibili da notare per coloro che ti circondano. Diverse ICC che utilizzano misurazioni EEG standard sono attualmente sul mercato, pubblicizzate come aiuto per la meditazione, i livelli di attenzione, il sonno e gli stati emotivi. Per la registrazione di segnali cerebrali, una via di mezzo tra la registrazione ad alta sensibilità con elettrodi e tecniche non invasive a bassa sensibilità è sotto studio da parte di una società chiamata Synchron. Nel 2020 hanno inserito con successo elettrodi attraverso la vena giugulare nel collo, consentendo a due pazienti con malattia del moto-neurone, incapaci di muoversi, di comunicare tramite SMS.[9] Ciò richiede la presenza di un software di intelligenza artificiale che trascorra settimane imparando i loro segnali cerebrali prima di scegliere parole selezionate solo dal pensiero di quella persona. Questo è importante perché indica che la rilevazione dei segnali cerebrali può essere effettuata senza dover inserire elettrodi nel cervello, e sebbene questo possa trovare potenziale solo in circostanze mediche, piuttosto che in prodotti di consumo, studi futuri stanno già cercando di migliorare i dispositivi di registrazione. Qualsiasi elettrodo causerà sempre danni alle cellule cerebrali e, sebbene l'intervento chirurgico iniziale per l'impianto sia relativamente sicuro, non sappiamo quali siano i danni a lungo termine causati dagli elettrodi impiantati. Dispositivi di registrazione più nuovi e in grado di misurare i segnali cerebrali senza causare danni alle cellule sarebbero l'ideale.

SCRIVERE COME UN COMPUTER

Nel 2017 Facebook ha coraggiosamente affermato che avrebbe creato un dispositivo indossabile in grado di trasformare i pensieri in parole a una velocità impressionante, tentando di digitare 100 parole al minuto (la media è 40). I Reality Labs di Facebook stanno collaborando con diversi gruppi di ricerca in tutte le università per sviluppare un sistema di intelligenza artificiale in grado di tradurre i pensieri di una persona in un testo, analizzando la loro attività cerebrale. Finora, un team ha creato un'intelligenza artificiale per riconoscere 250 parole, anche se attualmente le frasi sono selezionate da frasi pre-scelte – molto lontane da una conversazione reale. Un decennio dopo che un discorso è stato decodificato per la prima volta partendo dall'attività cerebrale, questa tecnologia è ancora agli inizi, ma Facebook prevede che entro i prossimi 10 anni, inizieremo a vedere sviluppi impressionanti in quest'ambito. I Reality Labs sostengono che i dispositivi necessari potrebbero avere la forma di occhiali per la realtà virtuale. Vogliono usare la luce per misurare i livelli di ossigeno nel cervello, al posto di invasivi elettrodi cerebrali. Questo funziona perché più attività c'è nel cervello, più ossigeno usa, e ciò può essere rilevato. Si utilizza un metodo simile alle scansioni della risonanza magnetica, che misurano l'aumento del flusso sanguigno a parti del cervello. Sebbene sia necessario molto lavoro, è rassicurante vedere come le neuroscienze siano collegate a tecnologie all'avanguardia. Questa spinta per i prodotti di consumo sta anche contribuendo a far progredire la nostra comprensione di come funziona il cervello e di come trasforma un segnale elettrico in un'azione.

Il potenziale di questa tecnologia sarà sicuramente integrato nelle nostre case nello stesso modo in cui viene utilizzato al momento Alexa di Amazon. Potremmo ordinare il nostro cibo da asporto semplicemente usando un dispositivo per scegliere i piatti dal menu col pensiero. Le ICC dei consumatori vedrebbero prodotti simili ai fitness tracker di oggi, indossati da milioni di persone, che alla fine si integrano nella vita di tutti i giorni. Il futuro delle ICC per il pubblico le vedrà utilizzate nei dispositivi di realtà aumentata per tutto, dai social media, allo shopping o all'interazione con oggetti ordinari per strada. Sebbene i dispositivi possano essere visti come luoghi di socializzazione, i principi delle neuroscienze su cui si basano sono stati oggetto di studio per oltre un secolo.

Questi principi sono stati portati a un nuovo livello da un gruppo di Helsinki, Finlandia. L'intelligenza artificiale, collegata da dispositivi EEG a 31 persone, è stata in grado di rilevare ciò che le persone stavano vedendo.[10] Questo apprendimento dell'IA è ciò che gli scienziati chiamano *modellazione generativa neuroadattiva* (gli scienziati sembrano divertirsi a incappare questi nomi incredibilmente lunghi). Attraverso lo sguardo dei volontari rivolto a volti o persone sorridenti, vecchie o giovani, maschi o femmine, nel tempo l'IA ha imparato ad interpretare quei segnali. Non è tutto però. Non ha solo imparato a leggere quei segnali, ha iniziato a interpretarli e a formare la propria immagine di ciò che la gente stava vedendo. Ha creato nuove immagini di ciò che pensava che i volontari potessero guardare. Questo è impressionante, perché se vogliamo creare un futuro in cui impariamo a decodificare le informazioni del cervello, l'apprendimento automatico dell'intelligenza artificiale dovrà svolgere un ruolo cruciale. Questo esperimento dimostra in una certa misura quanto siamo vicini a raggiungere questo obiettivo, anche se per ora solo a un livello di base.

COMUNICAZIONE

Abbiamo visto i primi segni che le neuroscienze gioveranno alla comunicazione. In termini pratici, le neuroscienze offrono un'opportunità unica per aiutare le persone che non ne hanno la capacità di comunicare in modo indipendente. Oggi la scienza aiuta le persone che non possono parlare o spostarsi in nessun modo a comunicare indicando lettere, o parole preselezionate, usando movimenti oculari. Per quanto grande sia, possiamo fare di meglio. Guardando al futuro, c'è un grande potenziale di miglioramento.

Se convertire i tuoi pensieri in una voce computerizzata è un processo lento, perché non saltare la voce e andare direttamente nel cervello dell'altra persona? Nel 2019, la comunicazione cervello-cervello è stata realizzata da Andrea Stocco dell'Università di Washington a Seattle, che ha reclutato volontari per guardare delle luci a 15 o 17Hz.[11] In precedenza, era stato dimostrato che se colleghiamo il cervello a un EEG, possiamo osservare le differenze nel modo in cui il cervello risponde alle diverse frequenze della luce. Nell'esperimento, quando le due persone hanno guardato la luce a 15 Hz è stato rilevato dall'EEG posizionato sulla testa e convertito in un segnale attraverso una connessione computer locale. Questo segnale è stato poi inviato in un'altra stanza, dove una terza persona lo ha ricevuto come segnale elettrico direttamente al cervello. Se il segnale fosse stato 15Hz, allora la terza persona avrebbe visto un flash di luce (l'attività cerebrale rende questo possibile). Se fosse stato 17Hz, non si sarebbe accesa nessuna luce. Questa tecnica è ancora molto nuova, ma mostra che le tue onde cerebrali possono essere trasmesse a un'altra area e decodificate in un messaggio. Attualmente, questo messaggio sarà l'equivalente di un codice binario (1 e 0), il che non è particolarmente eccitante, ma significa che è possibile una comunicazione silenziosa tra persone in posizioni diverse. In questo esperimento, vedere una luce corrispondeva un 1 e nessuna luce uno 0, tutto solo con la mente. Teoricamente, non ci sarebbe un limite alla distanza in cui questo segnale potrebbe essere inviato, il che significa che la comunicazione potrebbe avvenire a livello globale. Potresti essere nel mezzo di una riunione noiosa e inviare silenziosamente messaggi ad un tuo collega per organizzare la cena con il tuo capo, a condizione che il tuo amico capisca il codice binario. Se i neuroscienziati possono classificare il significato dietro diverse onde cerebrali, questo potrebbe tradursi in dispositivi di realtà virtuale, dove Internet, per esempio, potrebbe essere esplorato solo con i nostri pensieri. Potresti passeggiare per Internet mentre sei seduto sul tuo divano. Certo, questo è un futuro lontano, ma la scienza ci dice che un giorno sarà possibile.

Questo esperimento ha dimostrato che è possibile inviare un segnale a una sola persona, ma in futuro si potrebbe raggiungere la comunicazione tra centinaia di persone, contemporaneamente. L'insegnamento, le riunioni di lavoro e gli eventi sociali potrebbero essere tutti stabiliti attraverso questi concetti sperimentali, anche se ci vorrebbe probabilmente molto più tempo che per riprodurre un prodotto di consumo completo che studi di laboratorio. Le persone dovranno imparare ad accettare questa nuova tecnologia e si dovrebbe dimostrare che i prodotti ad alta risoluzione, non invasivi (cioè non utilizzando elettrodi, ma headset) siano sicuri, affidabili e convenienti perché questo diventi una realtà. Io lo spero davvero.

LINGUAGGIO

Se usare la tua mente per parlare con un'altra persona non è sufficiente, Microsoft ha sviluppato la tecnologia per tradurre 70 lingue in tempo reale per conversazioni faccia a faccia. L'app Microsoft Translator è la prima fase dello sviluppo di un traduttore universale, ma può già consentire a 100 persone di partecipare a una conversazione (limitatamente a una persona alla volta che parla). Considerando che il traduttore impara più di un milione di parole per ogni lingua (tieni presente che il vocabolario di una persona è solo di circa 20.000 parole), è un forte punto di partenza per i futuri comunicatori universali. I progressi in questo settore potrebbero arrivare alle traduzioni direttamente all'interno del nostro cervello, senza la necessità di un dispositivo esterno per tradurre ciò che è stato detto. Se la comunicazione cervello-cervello continuasse ad avanzare lungo la stessa traiettoria, allora questa traduzione potrebbe avvenire impercettibilmente e velocemente all'interno dei nostri pensieri. Potresti effettivamente sentire qualcun altro parlare nella tua testa (anche se all'inizio sembra piuttosto orribile). Se non sei ancora pronto per avere voci diverse nel tuo cervello, non preoccuparti. Le prossime generazioni di traduttori saranno probabilmente integrate in una sorta di dispositivo indossabile, come occhiali o auricolari, ma la prospettiva di abbinamenti ICC con traduttori linguistici è affascinante.

A margine c'è da dire che, per quanto sia piacevole parlare con altre persone, un sogno degli esseri umani è sempre stato comunicare con gli animali. Una società chiamata Zoolingua ritiene che la sua invenzione per comunicare con i cani possa essere pronta in meno di 10 anni. Loro pensano che osservando i cani attraverso filmati video, si possano decifrare i versi ottenendo una traduzione significativa. Considerando che il 70% dei proprietari di animali domestici afferma di poter comprendere chiaramente le forme di comunicazione del proprio animale domestico, potremmo entrare in possesso dei dispositivi di traduzione degli animali domestici ragionevolmente presto. Detto questo, attualmente non sappiamo molto sulla comunicazione tra animali, in particolare sui loro centri linguistici nel cervello. I centri linguistici del cervello umano sono altamente sviluppati e tradurre la nostra conoscenza del cervello umano in quelle di altri animali si è dimostrato inaffidabile.

Poiché i cani comunicano principalmente attraverso il linguaggio del corpo e usano una forma di comunicazione più basilare rispetto agli esseri umani, un gruppo della North Carolina State University ha creato un computer montato su un'imbracatura con dei sensori che monitorano e decodificano lo stato emotivo del cane. Anche se questo potrebbe non essere di grande uso per i proprietari di animali domestici, la spinta per questa tecnologia arriva dalla formazione dei cani per la ricerca e il salvataggio, per i cani anti-bombe e i cani di servizio. Se la tecnologia e la scienza continuassero a svilupparsi, i dispositivi indossabili costituirebbero una solida base per connettere le menti umane e animali. Ciò potrebbe non comportare la comunicazione diretta, ma piuttosto la condivisione di alcune risposte emotive di base.

PARTE II: SALUTE E MALATTIA

ORGANOIDI

Storicamente, i neuroscienziati hanno utilizzato l'osservazione dell'esito delle lesioni cerebrali per comprendere le funzioni delle diverse regioni cerebrali e la loro importanza. Visto che queste lesioni spesso si traducevano in una qualche forma di limitata funzione cerebrale, gli scienziati spesso hanno danneggiato aree specifiche degli animali per osservarne l'effetto (durante il 20° secolo si è assistito ad una etica molto discutibile). Altre tecniche sperimentali si basavano invece sul cambiamento del funzionamento delle cellule cerebrali attraverso l'utilizzo di farmaci per aumentare o diminuire la funzione cerebrale. La ricerca futura dipenderà dagli investimenti per ottenere modelli migliori di malattia. I modelli sono, essenzialmente, esperimenti istituiti in laboratorio per testare i trattamenti prima di usarli su un paziente.

Naturalmente, gli scienziati si affidano oggi a modelli di ricerca, ma ciò di cui abbiamo davvero bisogno sono esperimenti che mostrino l'inizio della malattia. Cosa estremamente difficile da studiare nelle persone. Quando compaiono i sintomi neurologici, la malattia è già avanzata, motivo per cui gli scienziati stanno cercando nuovi modi per modellare le prime fasi della malattia. Comprendendo la *patogenesi* di una malattia (come si sviluppa), le future cure mediche possono concentrarsi sui marcatori presenti all'inizio di una malattia. Questi marcatori potrebbero essere proteine specifiche che vengono rilasciate nel corpo che segnalano che la malattia si sta sviluppando. Sono proprio questi *biomarcatori* che potrebbero cambiare il modo in cui studiamo e rileviamo precocemente i disturbi neurologici. Sebbene gli scienziati possano trovare molti cambiamenti nel sangue di un paziente (in genere è dove vorremmo cercare biomarcatori) spesso non sono molto correlati con le prime fasi della malattia. Questo è il motivo per cui abbiamo bisogno di uno sguardo migliore su ciò che accade nel nostro corpo all'inizio di una malattia, in modo da poterne trovare di nuovi.

Con i progressi in modelli come gli organoidi, che stiamo per esplorare, si entrerà in una nuova era di scoperta di biomarcatori specifici, aiutando a diagnosticare e trattare le malattie in modo più accurato che mai.

Gli organoidi cerebrali porteranno un nuovo modo di capire di più le malattie, e i neuroscienziati li stanno già usando per saperne di più sul cervello e sulla patogenesi di alcune malattie. Gli organoidi cerebrali sono gruppi di cellule staminali coltivate in laboratorio che si trasformano in diversi tipi di cellule, formando una specie di mini-cervello tridimensionale. Nei laboratori di oggi, sono modelli troppo basici per assomigliare ad un cervello umano, in quanto mancano di vasi sanguigni e di un sistema immunitario, ma gli organoidi hanno alcune delle caratteristiche critiche necessarie per studiare il cervello. Ad esempio, gli scienziati possono usarli per studiare il modo in cui i singoli tipi di cellule interagiscono tra loro per fornire informazioni senza precedenti sui sistemi cellulari.[12] Osservando il ciclo di vita delle cellule organoidi, i ricercatori possono acquisire una comprensione più profonda di come si sviluppano le malattie.

Ad esempio, un team di ricercatori della Harvard Medical School ha creato organoidi che imitano il morbo di Alzheimer per studiare il peptide Aβ (beta amiloide), una parte chiave della malattia, questo peptide viene prodotto e si accumula all'interno delle cellule.[a] Il team ritiene che questo tipo di organoidi potrebbe portare alla scoperta di futuri biomarcatori e nuovi test per altre malattie genetiche.

Gli organoidi possono essere particolarmente importanti nei disturbi psichiatrici come la schizofrenia, dove i risultati degli esperimenti che utilizzano modelli animali sono difficili da applicare all'uomo. A tal punto, i modelli sperimentali non sono attrezzati per darci i dettagli di cui abbiamo bisogno per tradurlo nel cervello umano, ma ci stiamo avvicinando a un modello cerebrale umano. Gli organoidi sono un aspetto relativamente nuovo della ricerca neuroscientifica, ma i futuri organoidi che combinano tecniche come l'ingegneria tissutale con la biologia sintetica, dove la nanotecnologia potrebbe essere introdotta nelle cellule viventi, sarebbero una potente direzione futura per questa tecnica.

Gli scienziati potrebbero usare questa combinazione di tecnologie per osservare e registrare i processi cellulari, per esempio come si sviluppano i meccanismi di trasporto lungo le cellule cerebrali e perchè alcune volte non funzionano correttamente, o quali cambiamenti cellulari si traducono in memoria a lungo termine. Se, ad esempio, biomateriali fatti dall'uomo o virus riprogrammati potessero essere usati per aiutare i neuroni a trovarne altri per formare nuove connessioni, un sistema organoide migliorato potrebbe essere usato per studiare cosa succede. Ad esempio, uno studio del 2020 ha mostrato come il virus dell'herpes possa produrre direttamente un nuovo sistema di organoidi per il morbo di Alzheimer, con molte caratteristiche simili alla vera malattia

---

[a] Le mutazioni nei *geni APP* (proteina precursore amiloide) *e PSEN1* (presenilina 1) sono state esaminate specificamente perché sono noti per essere fattori di rischio per lo sviluppo del morbo di Alzheimer.[13]

nell'uomo.[14] Forse la prossima volta, sentirai un po 'più di ammirazione per quel dolore pungente sulla bocca.

Questi studi porteranno senza dubbio a importanti miglioramenti nella protezione contro la perdita neuronale dovuta a ictus, demenza e cancro. In realtà, questa tecnologia si sta già infiltrando, infatti la nanomedicina può utilizzare le strutture 3D delle cellule per personalizzare la loro configurazione in base a come gli scienziati hanno bisogno che siano, utilizzando una tecnica chiamata DPAC (in Inglese: DNA-programmed assembly of cells). Fondamentalmente, è un lungo modo di spiegare come gli scienziati possono controllare la forma delle strutture cellulari 3D. Ha il potenziale per creare migliaia di piccoli organoidi contemporaneamente, che hanno la capacità di attaccarsi l'uno all'altro come velcro e creare culture "simili a cervelli" più estese.[15] Pensa agli organoidi DPAC come a mattoncini Lego assemblati per creare un cervello Lego più grande. Ciò aiuterà gli scienziati ad avvicinarsi ancora di più alla creazione di un'intera regione cerebrale in laboratorio, che potrebbe essere utilizzata per lo screening, l'insegnamento e lo studio dei farmaci e i trapianti parziali nel prossimo secolo.

La nanomedicina si sta ulteriormente allargando e comincia a utilizzare impalcature in grafene, un materiale in carbonio con lo spessore di un solo atomo che può essere modellato in modo da consentire alle cellule coltivate in laboratorio di svilupparsi in modo più preciso, come un blocco Lego ancora più piccolo e specializzato. Le cellule coltivate tridimensionalmente (piuttosto che bidimensionali su una superficie piatta) miglioreranno i modelli imitando il vero corpo umano. Le impalcature di grafene sono particolarmente interessanti perché possono essere riposte nel corpo, con le cellule attaccate, per promuovere la normale crescita cellulare. Gli scienziati sperano di poter aiutare a riparare il midollo spinale e le cellule cerebrali, cosa che oggi rappresenta una sfida incredibilmente complessa. Questo cambierebbe drasticamente il risultato per i pazienti che hanno perso la sensibilità in parti del loro corpo a causa di un trauma del midollo spinale e non possono camminare, o per coloro che hanno subito un trauma al cervello, con conseguente morte cellulare e impatto sul loro linguaggio, movimento o ricordi. Potrebbe avere un'influenza significativa sulla vita di molte persone che la medicina sta ancora avendo difficoltà a trattare.

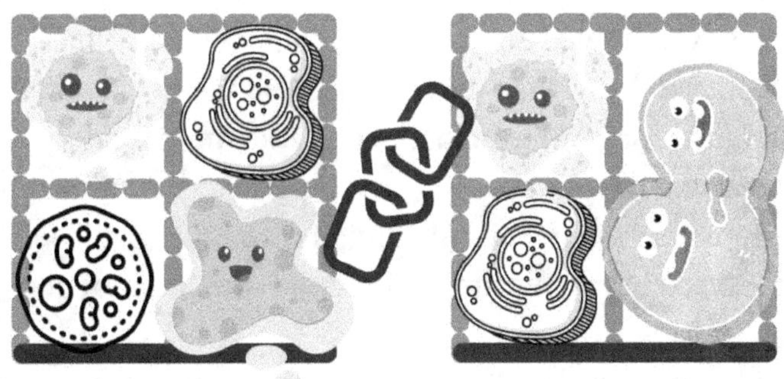

Collegando le cellule nel modo desiderato dagli scienziati, si apre un livello completamente nuovo di progettazione sperimentale. Un livello che avvicina gli scienziati alla creazione della cosa reale, un vero cervello da cui imparare.

CRISPR

Una delle motivazioni più pure per la medicina sarebbe quella di migliorare i nostri standard di salute e permetterci di vivere una vita più lunga e felice – un'idea semplice, ma con sfide complicate. Il nostro cervello può fare cose straordinarie, ma con questa abilità arriva un rischio maggiore di errori. Le malattie che colpiscono il cervello durante la nostra vita alla fine saranno prevenibili o reversibili in modo da poter convivere con la malattia mantenendo una qualità della vita paragonabile a quella di qualcuno con un cervello sano.

La neurodegenerazione[b] delle nostre cellule cerebrali, come si vede nelle malattie di Alzheimer, Parkinson e Huntington, è un'area disperatamente bisognosa di trattamenti nuovi e innovativi.

Ci sono centinaia di studi clinici in corso per la neurodegenerazione, ma poiché così tanti studi falliscono negli esseri umani, raramente vediamo un paziente beneficiarne. In genere, gli studi clinici per la neurodegenerazione possono richiedere fino a due anni per dimostrare qualsiasi beneficio. Anche se ci piacerebbe immaginare che un paziente si riprenda immediatamente con miglioramenti chiari ed evidenti, uno studio clinico raggiungerà solo piccoli miglioramenti nella capacità cognitiva, che oltretutto richiedono più tempo per essere dimostrati.

Tuttavia, il futuro dei trattamenti medici sembra promettente. Sebbene siano passati più di 18 anni dall'ultima approvazione da parte degli Stati Uniti di un nuovo farmaco per il morbo di Alzheimer, ora siamo più vicini che mai a una nuova generazione di farmaci. L'anticorpo monoclonale aducanumab di Biogen ha dimostrato di rallentare la progressione della malattia[16] e, sebbene i suoi effetti siano molto limitati, rappresenta un grande passo avanti nel nostro

---

[b] Neurodegenerazione è il termine che si usa quando le cellule del sistema nervoso centrale (cervello e midollo spinale) perdono la loro funzione e struttura e non riescono a funzionare come dovrebbero.

approccio al rallentamento della progressione della malattia – un segnale incoraggiante per il prossimo futuro. Con questo in mente, le terapie che rallentano la progressione della malattia inizieranno presto ad emergere, con l'obiettivo di dare alle persone più anni preziosi di una vita relativamente normale.[c] Piccole differenze nella genetica dei disturbi neurologici significano che potrebbe essere più difficile produrre risposte simili in ogni paziente; i trattamenti di nuova generazione hanno maggiori probabilità di concentrarsi su sottoinsiemi di pazienti con componenti genetici specifici per la malattia che possono essere mirati in modo più preciso e con risultati migliori (una tattica nota come medicina personalizzata).

L'idea di prendere delle pillole e aspettare di avere qualche beneficio per andare avanti sta probabilmente per finire e lo sviluppo di nuovi trattamenti utilizzerà senza dubbio nuove tecnologie che stanno cominciando a dare risultati promettenti già oggi. Allora come saranno questi nuovi trattamenti?

Nel 2012, Emmanuelle Charpentier e il suo gruppo di ricerca hanno dimostrato che un piccolo pezzo di RNA (lo stampo genetico per la costruzione delle proteine) può essere costruito in modo da guidare una proteina[d] specifica verso una particolare sequenza di DNA.[17] Questo è importante perché non si tratta di una qualunque proteina ma di una in grado di

---

[c] BIIB092 (gosuranemab) e RO7105705 (semorinemab) sono anticorpi anti-tau attualmente soggetti ad alcuni degli studi clinici promettenti, con evidenza di una riduzione fino al 96% della proteina tau all'interno del liquido cerebrospinale. Tau è una proteina che si trova nei neuroni e aiuta con la segnalazione cellulare, la plasticità e i geni regolatori. Tuttavia, una volta creato, può cambiare forma e causare danni all'interno del neurone. Quando le molecole di tau si accumulano possono alla fine portare alla morte neuronale.

[d] La proteina più utilizzata, Cas9, è stata adattata dalle difese batteriche contro virus e altri agenti patogeni, per cui avrebbero tagliato il DNA estraneo per fermare l'attacco.

tagliare il filamento di DNA nelle nostre cellule, in modo che non assomigli più alla familiare doppia elica – con alcune parti che galleggiano liberamente. Quando il corpo nota che il DNA non è nella sua solita forma a doppia elica, vengono attivati meccanismi di riparazione. Normalmente, questo serve a mantenere il nostro DNA in buono stato. Questo processo di riparazione avviene ogni giorno della nostra vita. Non dobbiamo nemmeno fare nulla, possiamo semplicemente rilassarci e lasciare che il nostro corpo faccia il resto.

La tecnica chiamata CRISPR, abbreviazione di Clustered Regularly Interspaced Short Palindromic Repeats, trae vantaggio dal fatto che questo meccanismo di riparazione è tutt'altro che perfetto ed è soggetto ad errori. A volte, ciò fa sì che il corpo produca una sequenza di DNA difettosa che non fa funzionare una sezione, o gene. La tecnica CRISPR è uno strumento potente se si desidera bloccare un gene già "difettoso" o impedire a un gene di funzionare, consentendo agli scienziati di osservarne gli effetti. Utilizzando il sistema CRISPR si possono anche introdurre nuovi geni. Ad esempio, potrebbe essere utilizzato in piante e animali per aumentare la resistenza a fattori ambientali come la siccità o potenzialmente rimuovere la capacità di riproduzione delle zanzare portatrici di malaria.

L'uso più eccitante della tecnica CRISPR potrebbe essere quello di espandere la nostra gamma di strumenti sperimentali per comprendere l'impatto dei geni sulle malattie neurologiche e perché tali malattie compaiono. Questa entusiasmante prospettiva di un futuro in cui sarà possibile usare la tecnica CRISPR porta gli scienziati a sfregarsi le mani allegramente. Se mai noterete uno scienziato mentre lo fa, ora sapete a cosa sta pensando. Imparando di più su come le mutazioni genetiche portano a malattie come il

Parkinson e l'Alzheimer, potremmo vedere progressi nei trattamenti prima di quanto si potesse immaginare. Le terapie future possono concentrarsi sulla reversione di una malattia già presente o sulla prevenzione riparando i geni che portano alla malattia.[d,18] Per dimostrarlo, il gruppo di ricerca di Birgitt Schüle negli Stati Uniti ha fatto crescere alcune cellule staminali e ha corretto i danni al DNA tipicamente osservati nel morbo di Parkinson.[19] L'idea è che le cellule staminali sarebbero infuse di nuovo nel paziente come una sorta di terapia sostitutiva.

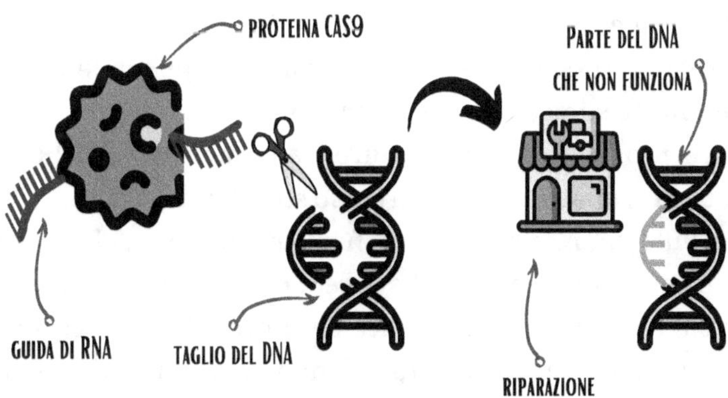

CRISPR è uno strumento di editing genico. Introducendo tagli in posizioni precise nel DNA, i meccanismi di riparazione possono comportare l'arresto del funzionamento di un gene.

---

[d] Diversi difetti genetici sono presi di mira con metodi CRISPR, come la fibrosi cistica, la cataratta e l'anemia di Fanconi, ma questo è solo nella fase sperimentale al momento attuale. Il team di ricerca stanno anche cercando di utilizzare CRISPR per colpire le infezioni batteriche e virali con la speranza di trovare una sequenza comune di RNA su cui basare una terapia universale.

Un metodo simile ha anche riscosso ottimismo per il morbo di Alzheimer dopo che le cellule staminali sono state riprogrammate per renderle resistenti alla malattia e al declino cognitivo legato all'età.[20] Questo nuovo stile di terapia genica è applicabile anche ad altre condizioni. Un gruppo di ricerca negli Stati Uniti ha modificato le cellule staminali per correggere una mutazione genica coinvolta nella fibrosi cistica,[21] e i geni per un tipo specifico di anemia sono stati alterati dagli scienziati nell'ambito di uno sforzo di ricerca internazionale tra due gruppi negli Stati Uniti e in Germania.[22]

Entro la fine del secolo, questa tecnica sarà regolarmente utilizzata per alterare i codici genetici per coloro che sono più a rischio di sviluppare malattie neurodegenerative.[23] Naturalmente, le implicazioni etiche sono enormi e dovrebbero essere attentamente considerate, ma le capacità scientifiche sono ancora sorprendenti.

Le prospettive per il futuro della tecnica CRISPR sono eccitanti e, infatti, sono già in corso studi clinici per modificare le cellule immunitarie al di fuori del corpo del paziente, programmandole per combattere il cancro.[e,24] Uno dei motivi per cui useremo questa tecnica in futuro è il basso costo e la relativa semplicità, che garantiranno ad un maggior numero di gruppi di ricerca, in particolare nei laboratori meno finanziati, la possibilità di sviluppare la tecnica per il trattamento di altre malattie. Una maggiore varietà di gruppi

---

[e] CRISPR viene utilizzato per progettare cellule T del paziente (cellule immunitarie cruciali che uccidono le cellule infette e stimolano le cellule B a produrre anticorpi) per esprimere un nuovo recettore che riconosca le cellule tumorali. Le cellule immunitarie ingegnerizzate vengono poi sostituite nel sangue dei pazienti, e stiamo assistendo ad alti tassi di successo. Inoltre, studi sui roditori in cui gli scienziati rimuovono il gene responsabile della soppressione delle cellule T hanno portato a un aumento del numero di cellule T e a una diminuzione delle dimensioni tumorali. Il team di ricerca mira a utilizzare questo intervento all'inizio del cancro per mantenere alti livelli di cellule T nei pazienti.

di ricerca che replicano i dati esistenti migliorerà la velocità dell'utilizzo del sistema CRISPR per i trattamenti. Dato che solo cinque anni dopo l'introduzione della tecnica CRISPR gli scienziati hanno affermato di averlo già usato per rimuovere dei difetti cardiaci in un embrione,[f,25] il futuro del trattamento delle malattie neurologiche può dunque essere manipolazione genetica.

L'utilizzo della tecnica CRISPR sarà senza dubbio importante nel futuro delle neuroscienze, ma vi sono questioni irrisolte che ne limitano il potenziale utilizzo, questioni che la ricerca nei laboratori di oggi sta cercando di affrontare. Una nuova tecnologia presenta nuove sfide e la precisione dei meccanismi di riparazione non è buona come vorrebbero gli scienziati. Inizialmente, i migliori risultati offrivano solo circa l'80% di efficienza, il 20% delle volte non funziona come previsto. Ciò escluderebbe la maggior parte degli usi per le malattie umane, ma man mano che la tecnologia si sviluppa, lo stesso vale per la specificità e l'efficienza. Questo è già stato dimostrato da un gruppo di scienziati nel 2018, quando l'utilizzo della tecnica CRISPR ha raggiunto un nuovo livello. Analizzando migliaia di pezzi di DNA e miliardi di potenziali combinazioni, gli scienziati sono stati in grado di sviluppare un metodo per prevedere con precisione quali sequenze dovrebbero essere prese di mira per migliorare l'efficienza, il che significa meno errori e maggiore affidabilità.[27] Futuro, eccoci stiamo arrivando!

Un'altra sfida è dovuta alle dimensioni della proteina che taglia il DNA, essa è relativamente grande e quindi trovare la sua strada nel nucleo di una cellula (dove vengono fatti i

---

[f] Uno sforzo internazionale ha prodotto questi dati, anche se alcuni scienziati dubitano della loro credibilità e dicono che il DNA cattivo non è stato corretto, ma invece rimosso completamente.[26]

cambiamenti) è difficile. Normalmente questa proteina è impacchettata in un virus (perfettamente sicuro da usare) progettato per arrivare al nucleo di una cellula. Il problema è che la dimensione limita il numero di geni che possono essere modificati, e migliorare questo processo è ciò su cui gli scienziati stanno lavorando. Per fortuna, non hanno dovuto aspettare a lungo per vedere un miglioramento. Un gruppo di ricerca ha recentemente mostrato come più geni potrebbero essere modificati contemporaneamente (fino a 25 geni).[28] Sebbene sia necessario modificare più di soli 25 geni, potenzialmente centinaia, questo sviluppo dimostra che gli scienziati stanno andando nella giusta direzione e stanno affrontando le sfide con ottimismo e creatività. Questo suggerisce fortemente che in futuro si potranno prendere di mira più geni e con maggiore efficienza, e vedremo una nuova generazione di terapie beneficiare delle tecniche di editing genico.

STAR TREK

Quindi, se possiamo avere migliori modelli per studiare le malattie in laboratorio, come sarebbe usare tecniche di imaging innovative? Queste tecnologie potrebbero essere miniaturizzate e utilizzate dai pazienti senza la necessità di visite ospedaliere? Vedremo mai un futuro in cui useremo scanner portatile simili a quelli utilizzati nel famoso programma televisivo *Star Trek*? Beh, la risposta breve è sì.

Nel 2012 Qualcomm ha sponsorizzato un premio multimilionario chiamato 'XPrize' per dare vita al tricorder di Star Trek. Nel popolare programma televisivo fantascientifico, questo tricorder veniva usato per scansionare il DNA delle forme di vita aliene, diagnosticare una moltitudine di malattie e lesioni e persino analizzare elementi nell'atmosfera. Grazie a questo premio, Basil Leaf Technologies ha presentato il suo prototipo guidato dall'intelligenza artificiale DxtER.[29] Sebbene di dimensioni molto più grandi di quelle dello show televisivo, può connettersi con un tablet o uno smartphone ed è dotato, tra le varie caratteristiche, di uno stetoscopio digitale, sensori del polso e del torace, monitor della pressione sanguigna e del glucosio. Può anche guidare un utente a fornire un campione di urina per i test di laboratorio, se necessario. La cosa più impressionante è che, proprio come lo scanner Star Trek, tutti i test non sono invasivi.

Sebbene i singoli test siano prontamente disponibili in qualsiasi ospedale, le cure mediche future potrebbero prevedere l'uso di scanner tutto-in-uno come questo. Essere in grado di avere tutti questi test disponibili in un'unica apparecchiatura aiuterebbe le persone a raggiungere una diagnosi e un trattamento più velocemente, specialmente nelle aree rurali lontane dagli ospedali. Nei prossimi decenni, l'uso dell'intelligenza artificiale per le risposte automatizzate e le visite ospedaliere in realtà virtuale potrebbero vedere molti test di laboratorio esser sostituiti con scanner self-service a casa. I risultati verrebbero inviati al medico e, se necessario, potrebbero essere offerti ulteriori test e osservazioni in ambiente ospedaliero. Lo scanner di oggi ha il potenziale per rilevare infezioni, diabete, problemi cardiaci, problemi respiratori e ipertensione e può persino utilizzare uno speciale esame del sangue non invasivo (giusto, non è necessario alcun prelievo). In futuro, questo potrebbe anche essere utile per controllare la salute del cervello rilevando nuovi biomarcatori per le malattie neurologiche.

Gli scanner non sarebbero destinati a sostituire un medico qualificato, ma potrebbero essere utili per la diagnosi precoce di malattie e per il monitoraggio degli studi clinici a lungo termine, in base ai quali il paziente può rimanere a casa senza la necessità di frequenti visite nei centri medici. Insieme ad altri aspetti dei progressi delle neuroscienze, come l'imaging avanzato, il modo in cui pensiamo agli screening di controllo potrebbe cambiare drasticamente in futuro.

Parte III: Miglioramento

Dentro Matrix

Se la ricerca sulle neuroscienze sta portando sempre più gli scienziati a collaborare con aziende tecnologiche pionieristiche, allora perché fermarsi ai dispositivi per la realtà virtuale e agli scanner di *Star Trek*? Sarebbe mai possibile usare la nostra conoscenza del cervello per migliorarci? Non solo potremmo renderci sovrumani, ma anche aiutare le persone che hanno subito danni irreversibili e sono costrette a vivere una vita più limitata.

Gran parte di questo capitolo si è concentrato fino ad ora su come le neuroscienze possono migliorare la nostra salute, aumentare la nostra durata della vita o aiutare le persone con problemi che alterano la vita. Questa sezione è tutta su come la nostra comprensione del cervello può migliorarci e farci arrivare oltre le nostre capacità naturali. Una cosa che mi viene in mente quando si pensa al miglioramento del nostro cervello è il film *Matrix*. Per quelli di voi che non l'hanno visto, il film ruota attorno a un personaggio chiamato Neo che si rende conto che vive in un mondo digitale, Matrix, e ha bisogno di essere "svegliato" per tornare alla realtà. Ad un certo punto del film, entra in una sorta di Matrix per far pratica, dove la sua mente può essere caricata con tutto ciò che vuole, come imparare il kung fu o come usare le armi. Questo accade in pochi secondi, e il suo cervello ha la "memoria muscolare" per usare queste abilità all'interno di Matrix. C'è un modo per insegnare al cervello a formare ricordi da solo, senza dover passare attraverso il lungo processo di acquisizione dell'esperienza? Beh, più o meno, sì.

In uno degli studi più impressionanti presentati finora in questo libro, uno che nella mia mente è stato condotto in un castello gotico con fulmini e saette sullo sfondo, un topo è stato in grado di trasferire la sua esperienza di attraversare un labirinto ad un altro topo, risparmiandogli lo sforzo di impararlo da solo.[30] Per la legge sulla privacy, i nomi dei ratti sono stati cambiati.

Un topo (Mignolo) ha dovuto svolgere un compito che prevedeva tirare leve, camminare attraverso un labirinto e interagire con le cose lungo la strada. Una volta affrontato il labirinto, i segnali cerebrali sono stati trasmessi in un altro topo (Prof) che si stava rilassando altrove, ignaro dei compiti di Mignolo. Gli scienziati hanno scoperto che Prof ha imparato tutto molto più velocemente, specialmente il labirinto. Ha avuto ancora bisogno di compiere alcuni tentativi, ma non così tanti come aveva fatto Mignolo la sua prima volta. Non manca poi tanto prima che lavorino insieme per conquistare il mondo.

Questo suggerisce che l'informazione è codificata, almeno in parte, allo stesso modo in cervelli diversi e che il cervello impara a rispondere alle cose anche se "facciamo solo finta" di vederle. Questo studio ci ha anche aiutato a imparare molto su quanto il cervello si affida al tatto e alla vista per elaborare le informazioni. Pensaci, come se stai per fare un test e il tuo amico ti dà una scheda con le risposte prima di cominciare, il foglio di risposte non è scritto perfettamente, ma fornisce i suggerimenti di cui hai bisogno. Questo ti fa andare avanti e risparmiare molto del tempo nella ricerca delle risposte corrette. Non sappiamo esattamente perché l'intera quantità di informazioni apprese non può essere trasmessa, cioè perché la scheda con le risposte non è completa, il potenziale però è fantastico. Potrebbe essere possibile in futuro scegliere qualcosa che vogliamo imparare, ed esporre essenzialmente il nostro cervello a quelle istruzioni. Potremmo anche farlo mentre il cervello è a riposo, durante uno stato di sonno, mentre il nostro cervello sta consolidando ricordi e nuove informazioni a cui siamo stati esposti durante il giorno. In teoria, questa non è un'idea radicale. Il nostro cervello può beneficiare di attività senza mai svolgerle veramente. Le tecniche di visualizzazione, come il pensiero positivo e gli scenari di prova nella tua mente, hanno già dimostrato di avere un grande impatto sulle prestazioni nello sport.[31] Uno studio è stato persino in grado di mostrare come le visualizzazioni di esercizi fisici potrebbero portare ad un aumento dei segnali cerebrali ai muscoli, senza spostarli effettivamente, portando a una migliore forza muscolare nelle dita e nel gomito.[32] L'avanzamento della ricerca in questo campo porterebbe senza dubbio ad alcuni cambiamenti sorprendenti nel modo in cui impariamo e miglioriamo.

Immagina di poter entrare in un negozio di abilità cerebrali, scegliere una chiavetta USB dallo scaffale per imparare il mandarino o lo spagnolo e collegarlo alle cuffie mentre ti rilassi su una spiaggia da qualche parte. Potremmo non imparare del tutto la lingua, ma la prossima volta che cercheremo di parlare, ci sembrerebbe più familiare e, con la pratica, quei ricordi familiari si formeranno in ricordi a lungo termine della lingua. Darebbe nuovo significato a un fine settimana di maratone su Netflix o in TV.

Protesi

Gli scienziati stanno ora cercando di costruire componenti impiantabili nel nostro cervello, per ripristinare la funzione cerebrale dopo che si sono verificati danni. Il progetto di ricostruzione dell'ippocampo (Hippocampus Rebuild Project) di due gruppi di ricerca negli Stati Uniti ha fatto un emozionante balzo in avanti in questa direzione.[33] Sono stati in grado di utilizzare i modelli di memoria di una persona per rafforzare la codifica dei ricordi e la memoria stessa, come avere un cantante di riserva per l'artista principale. Cantando insieme la stessa canzone la rendono più potente, essenzialmente hanno assicurato che il cervello codifichi le informazioni in una memoria sostenibile e robusta, facilmente ricordabile.

In questo studio, sono stati inseriti degli elettrodi nell'ippocampo di pazienti affetti da epilessia per studiare la memoria episodica, il tipo di memoria utilizzata per ricordare informazioni utili. I partecipanti hanno eseguito compiti di memoria e l'attività elettrica è stata registrata, analizzata e "ha iniziato ad accendersi" quando il compito è stato ripetuto. C'è stato un miglioramento immediato, con i partecipanti ora in grado di ricordare il 37% in più. Questo è un risultato fantastico e un segno promettente che stiamo sviluppando con successo la nostra comprensione di come vengono creati i ricordi e di come possiamo trattare i disturbi della memoria in futuro. Il trattamento per la perdita di memoria da demenza, ictus e lesioni cerebrali beneficerà di studi come questo.

Tuttavia, la strada da percorrere è ancora lunga. Attualmente, questo è solo un rafforzamento della memoria e non la creazione di nuovi ricordi, cosa da cui siamo ancora molto lontani nell'ottenere, Ciò nonostante, le potenziali implicazioni sono eccitanti. Alla fine, potremmo tecnicamente creare nuovi ricordi, immaginari o reali, per dare vita a storie e cinema, o per recuperare i ricordi perduti a causa delle malattie e del declino cognitivo.

Sono attualmente in corso ricerche per costruire un occhio protesico realizzato con lo stesso materiale utilizzato nelle celle fotovoltaiche. Quando la luce colpisce i nostri occhi, stimola la nostra retina nella parte posteriore del nostro occhio. Quest'area è ricoperta da milioni di cellule sensibili alla luce che convertono la luce in un segnale che viaggia lungo il nervo ottico nel cervello. L'idea alla base di questa ricerca è che usando la perovskite, il materiale conduttivo e sensibile alla luce delle celle solari, gli scienziati possono creare piccoli nanofili che imitano le cellule lungo la retina. Ciò che è davvero affascinante, è che, perché i fili di perovskite sono così piccoli, la densità delle cellule protesiche della retina è incredibilmente alta – anche più alta che nell'occhio umano. La retina artificiale è ancora in fase di sviluppo, ma potrebbe volerci non così tanto tempo prima che sia disponibile.

PENSIERI FINALI

Anche se oggi può sembrare strano o ridicolo, l'influenza che le neuroscienze possono avere sul nostro futuro è reale. Immaginate materiale sintetico su scala nanometrica, in grado di stimolare il rilascio di sostanze chimiche cerebrali per promuovere la crescita di nuovi neuroni. Materiale che sarà programmato per funzionare solo su neuroni specifici (iniettando nell'area del cervello che vogliamo) identificando una particolare parte del neurone. La crescita dei neuroni potrebbe essere mirata nel midollo spinale o nei motoneuroni, consentendo alle persone di muoversi liberamente, o nella corteccia visiva per curare alcuni tipi di cecità.

Le considerazioni etiche sono enormi. Questo futuro potrebbe lanciare gli esseri umani nella prossima fase della nostra eredità, ma solo perché *possiamo* cambiare il nostro

DNA, migliorare la nostra salute o migliorare le nostre menti, ciò non significa che *dovremmo*. Consideriamo l'embrione, la piccola palla di cellule che galleggiano badando ai fatti loro prima di diventare una persona. Potremmo migliorare i sintomi di qualsiasi malattia inevitabile e rallentarli prima che si sviluppino, ma chiaramente questo senza il consenso della persona che si sta sviluppando. L'intervento precoce si concentrerà sulla prevenzione di problemi che cambiano la vita, ma l'incessante ricerca di una migliore comprensione scientifica porterà con essa la capacità di alterare molti aspetti di una persona. Quasi come una sorta di menu, dove puoi scegliere come vuoi che sia tuo figlio, come si sviluppi e a chi assomigli.

Se la scienza potesse alterare i geni per prevenire le malattie, potrebbe anche cambiare i geni per alterare la personalità? Se avessi la scelta deciderei di nascere come un atleta migliore, o con una memoria migliore, o di essere una persona più determinata?

Se queste scelte diventano disponibili, a che punto dovremmo considerare il consenso? Non sarebbe mai possibile chiedere il permesso a un nascituro. E se non avesse mai voluto essere cambiato, anche se il beneficio generale è evidente?

Con i progressi della tecnologia che permettono alle persone di ottenere una visione migliore di come il cervello risponde a diverse situazioni, nell'apprendimento e nella memoria, per esempio, come cambierebbe il modo in cui impariamo? Le scuole e le università sarebbero diverse? Vorresti che la tua attività cerebrale sia monitorata per valutare i tuoi livelli di attenzione da confrontare con i tuoi compagni di classe? Se questo diventasse un metodo di routine di insegnamento avanzato, quanto starebbe al sicuro la tua mente? I tuoi dati personali sul cervello sarebbero al sicuro o qualcuno potrebbe alterare intenzionalmente la tua attività?

Il futuro delle neuroscienze porterà con sé la promessa di una vita migliore, una salute migliore e un senso di controllo sulla nostra mente. Non dovremmo mai temere l'ignoto, ma dovremmo rispettarlo, poiché porta con sé questioni che coinvolgeranno i livelli più profondi della nostra coscienza.

Dovrai rispondere ad alcune di queste domande prima di poter accedere a questo futuro.

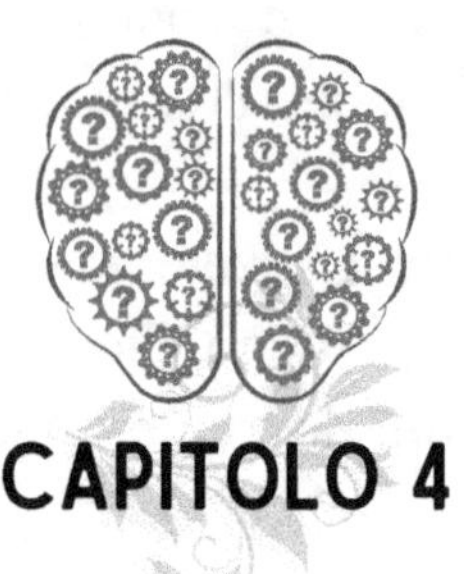

CAPITOLO 4

GIU ' NELLA TANA DEL BIANCONIGLIO

INTRODUZIONE

Ora che hai tutte queste conoscenze specialistiche sul cervello, cosa ne farai? Se hai letto di una particolare idea che ha fatto scattare il tuo interesse o incoraggiato la tua curiosità, allora stiamo per vedere alcuni modi per svilupparla. Questo capitolo esplorerà come la scienza si infiltra in tutte le parti della nostra vita e quanto possa essere facile essere più coinvolti. Ti spiegherà come puoi trasformare la tua naturale curiosità in qualcosa di più consistente.

Descriverà come avere un background scientifico può aprirti un mondo più grande, il che potrebbe sorprendere anche lo scienziato più esperto. Potrebbe essere che ti sia piaciuto questo libro e vuoi vedere cos'altro c'è là fuori da esplorare. O forse al momento sei sulla strada per diventare uno scienziato. Questo capitolo è per tutti e discuteremo come i tuoi talenti e abilità unici possono essere applicati a molti aspetti diversi della scienza. Che questo sia il primo libro di scienza che hai letto o che sia il numero 257, in cima ad una pila all'interno del tuo castello di libri, voglio condividere con te alcuni dei modi più nascosti in cui puoi usare e sviluppare la tua curiosità per la scienza in modi creativi e insoliti.

Potrebbe essere un po' fuori tema rispetto alle neuroscienze di base su cui mi sono concentrato nel resto del libro, ma ora che avete una buona comprensione di ciò che fa il cervello, e di come gli scienziati lo studiano, voglio discutere di cos'altro possono fare gli scienziati. C'è un'altra faccia della medaglia che è la scienza. Certo, ci sono nerd in camici da laboratorio che eseguono esperimenti per creare il prossimo mostro per un romanzo alla Frankenstein, ma cosa succede quando il mostro viene creato? In che modo quel mostro si integra nella vita di tutti i giorni, o per dirla in un altro modo, quali professioni scientifiche ci sono per aiutare a far girare gli ingranaggi nella società? Dagli studi clinici al deposito di brevetti su nuovi prodotti rivoluzionari, alla loro vendita alle persone che ne hanno bisogno, o forse anche presentarsi in TV per parlarne. Sembra intrigante? Grande! Perché stiamo per esplorare cosa significa tutto questo, e come la tua conoscenza della scienza può aggiungere un ulteriore livello di pazzia alla tua vita.

NON SONO UNO SCIENZIATO MA VOGLIO SAPERNE DI PIÙ

In questa sezione, parleremo un po' di come puoi usare la tua nuova conoscenza del cervello d'ora in poi. Come puoi continuare ad imparare cose nuove riguardo le neuroscienze e come Alice continuare ad esplorare la tana del bianconiglio cercando cose sempre più eccitanti? Non hai bisogno di un background scientifico per continuare a imparare: ci sono un sacco di modi in cui puoi farlo. Il trucco è scoprire cosa ti interessa di più. Non sarà lo stesso per tutti: sarà una cosa solo tua. Forse sono malattie cerebrali rare, o la storia delle neuroscienze, o forse il futuro? Anche se hai solo 10 minuti in un fine settimana, questo può bastare per leggere una storia intrigante che ti rimarrà in mente.

Non preoccuparti! Non devi improvvisamente decidere che vuoi essere il più grande scienziato del mondo, abbandonare tutto e creare un laboratorio nel tuo seminterrato col cartello *cercasi cervelli freschi*". Ma puoi attingere a un intero mondo di risorse gratuite a tua disposizione in qualsiasi momento per aiutarti a scoprire di più su un argomento che trovi particolarmente interessante.

Per cominciare, ci sono libri scientifici interessanti - come questo - da scoprire. Il personale di qualsiasi buona libreria sarà lieto di aiutarti a scoprire libri sulla tua nuova passione per non parlare delle biblioteche. Risorse gratuite e personale sempre desideroso di aiutarti a trovare i libri più attuali. Quanto è bello? Il mio sito web ha una pagina dedicata a dare consigli su alcuni dei nuovi libri in arrivo nel campo e alcuni dei libri più affermati in aree come le neuroscienze, l'auto-aiuto e la positività e le donne in STEM. Naturalmente, qualsiasi libreria sarà in grado di aiutarti, ma i bestseller su Amazon di solito sono all'altezza delle aspettative e ti aiutano a selezionare libri popolari con molte recensioni scritte da persone simili a te.

Se non volessi acquistare più libri, potresti provare ad ascoltare dei podcast nel tuo tempo libero. Stanno diventando sempre più popolari vista la varietà degli argomenti trattati e la facilità d'uso. Io li trovo utili perché possono essere ascoltati in movimento, sia durante i viaggi sui mezzi, a piedi, in un negozio o facendo esercizio. La cosa migliore è che con milioni di podcast tra cui scegliere, puoi trovarne uno adatto ai tuoi interessi e al tuo background scientifico. Puoi letteralmente trovare tutto ciò che vuoi, il che è fantastico se ti piace una particolare area della scienza che non ha un intero libro dedicato ad esso. Credimi, ci sono alcuni podcast seriamente strani e funky là fuori, quindi provaci: non sarai deluso. In generale, vanno dalle conversazioni di base su cose interessanti che il cervello fa fino alle interviste serie e professionali con i principali scienziati.

Oltre ai podcast, e può sembrare un suggerimento non utilissimo, ma i video di YouTube sono una miniera d'oro per la conoscenza. Certo, alcuni video sono l'equivalente scientifico del voodoo e della stregoneria sotto effetto di droghe psichedeliche, ma molti creatori producono video eccezionali con spiegazioni semplificate che sono utili a tutti, indipendentemente dal tuo livello di competenza. Alcuni ti permettono di visualizzare ciò che sta accadendo nel corpo umano con simulazioni moderne e video su come funziona il cervello, come funzionano i farmaci o come un virus cerca di ucciderti. I video di simulazione offrono un punto di vista che non potremmo mai raggiungere nella realtà. Prova a cercare *'The inner life of a cell' (la vita interiore della cellula)* e preparati ad essere stupito.

Ci sono anche siti Web creati con il solo scopo di spiegare la ricerca attuale in un modo semplice che stanno spuntando dappertutto in questi giorni. È bello! Trovano alcuni degli studi più intriganti che sono stati pubblicati di recente e guidano il lettore attraverso la pubblicazione passo dopo passo. Sono una grande risorsa se hai un po' di tempo libero e non hai voglia di fare il grande passo nelle complessità di un articolo scientifico da solo. Questi siti scelgono di immergersi poco alla volta nel nuovo flusso della scienza. Prova *neurosciencenews.com* per iniziare.

I corsi online gratuiti sono, a mio parere, uno dei modi migliori per perseguire qualsiasi interesse accademico tu abbia. Ci sono letteralmente migliaia di corsi tra cui scegliere, il che significa che puoi sempre trovare l'argomento perfetto per te. L'istruzione formale, come i corsi tenuti al college e all'università, offrono programmi strutturati e poco flessibili che inevitabilmente hanno componenti che ti possono piacere meno di altre o che non troverai utili o pertinenti alla tua scelta di carriera.

È qui che i corsi online sono particolarmente forti. Naturalmente possono essere introduzioni generalizzate volte a dare un'idea dell'argomento in modo da poter decidere se lo trovate interessante. Ma possono anche essere molto specifici, permettendoti di avere tutte le informazioni. Questo è fantastico se hai sentito parlare di qualcosa e vuoi saperne un po' di più, o vuoi essere più informato su un argomento specifico che tuo figlio sta studiando, così da poterlo aiutare e incoraggiare.

I corsi online sono utili anche per le persone che non hanno un orario lavorativo standard o sono limitate da impegni di lavoro o familiari. I corsi gratuiti vanno da un numero di settimane a molti mesi e sono pienamente accreditati e riconosciuti dai datori di lavoro. Secondo un sondaggio sul sito web *Coursera,* un grande fornitore di apprendimento online, l'87% delle persone che seguono un corso online per lo sviluppo professionale hanno un vantaggio come un aumento o una promozione.

Sebbene ci siano migliaia di corsi gratuiti, quelli che si concludono con un diploma o una laurea costeranno un po' di di più. A seconda del corso, si può arrivare anche a migliaia di euro, ma comunque ci sono corsi molto più economici di quelli tradizionali che offrono un ottimo rapporto qualità-prezzo. Sono un'alternativa più economica ma la qualità non ne risente poiché sono sovvenzionati da privati, enti di beneficenza e pubblicità, al fine di mantenere bassi i costi.

Allora, dove si trovano questi corsi? *Khan Academy è* un leader del settore che offre una vasta gamma di corsi sia ai bambini che agli adulti, dalla programmazione informatica alla scienza, e offrono persino corsi in importanti abilità di vita che spesso vengono trascurati, come la gestione delle finanze personali.

Coursera è un'altra scelta molto popolare, che offre oltre 5.000 corsi. Collaborano con più di 200 università e datori di lavoro, tra cui Stanford University, Imperial College London e Google, e tutti i loro corsi sono eccezionali per il loro livello di contenuti.

Se non riesci a decidere sul provider, *Call Central* è un sito Web che agisce in modo simile a un motore di ricerca, ma è specifico per i corsi online. Ti indirizza a qualsiasi area di interesse che scegli e include corsi di Harvard e del MIT, che sono alcune delle migliori strutture didattiche del mondo. La cosa fantastica è che forniscono anche recensioni degli utenti per aiutarti a guidare la tua scelta. Alcuni dei corsi più utili per una carriera scientifica che ho trovato sono stati corsi accademici e di scrittura di saggi, ma ce ne sono oltre 30.000 sul loro sito web tra cui scegliere. Insomma, c'è qualcosa per tutti.

Se hai bisogno di un punto di partenza puoi trovare liste e raccomandazioni riguardo tutto ciò che ho menzionato nel libro e sul mio sito Web (puoi trovare dettagli sul retro del libro).

CONSIGLI PER GIOVANI SCIENZIATI

Nella prossima sezione, voglio condividere con voi alcuni suggerimenti e segreti su come puoi fare il passo successivo nella scienza ad un livello più avanzato. Questo potrebbe potenzialmente essere utile per gli studenti o chiunque voglia iniziare una carriera scientifica o per chiunque voglia saperne di più su un argomento che gli piace. Può essere scoraggiante pensare a tutti gli anni di studio che ci vogliono per diventare un esperto nel campo scelto, ma non devi sentirti così! Insieme, daremo un'occhiata ad alcune cose che sono sicuro ogni scienziato avrebbe voluto sapere prima di iniziare.

La cosa più importante, e questo vale per tutti coloro che leggono questo, **è scoprire cos'è che ti piace**. Sembra più facile di quanto non sia in realtà perché la scienza, anche le neuroscienze, ha molte aree diverse. La cosa migliore che puoi fare è leggere di vari argomenti, guardare documentari, contattare le persone, ascoltare podcast o trovare uno o due documenti di ricerca, per costruire un'idea di cosa ti piace leggere e conoscere. Solo esponendoti a diverse possibilità ti imbatterai in ciò che ti porta più gioia. Spesso, questo non accade subito e può richiedere diverso tempo, anche anni, ma solo provando idee diverse riuscirai a trovare cosa ti piace. Forse è la psicologia (come funziona la mente), o ricerca sulle malattie (cancro, neurodegenerazione, malattie rare) o tecnologia biomedica (si potrebbero letteralmente costruire i dispositivi del futuro). Qualunque cosa ti piaccia fare, anche se è solo un hobby, è qualcosa che dovresti cercare di perseguire.

Anche questo non è necessariamente un processo lineare. Potresti trovare un'area a cui sei interessato e successivamente cambiare idea al riguardo. Va benissimo. Devi solo iniziare la ricerca. Una cosa è certa: non è necessario decidere tutto il tuo futuro, devi solo trovare la tua passione! Allora, lascia che ti guidi nella tana del bianconiglio.

Se stai studiando scienza, a qualsiasi livello e a qualsiasi età, inizia a fare domande. Parla con gli istruttori del corso, invia un'e-mail ad altri studiosi del campo e segui i consigli delle persone che lavorano dove vorresti essere. Queste sono persone che possono darti un quadro più chiaro della realtà di quei percorsi di carriera e di dove il tuo potenziale potrebbe portarti. Questo aiuta anche quando stai cercando di costruire il tuo network (questo è vitale nell'ambiente scientifico) all'interno di un'ampia varietà di ruoli che potrebbero essere in grado di offrirti informazioni e connessioni indispensabili.

Un altro consiglio è che vale sempre la pena dare un'occhiata alle novità e agli studi in corso. Quali sono le nuove entusiasmanti tendenze che stanno arrivando? Qualcuno ha curato il cancro? Finalmente abbiamo hoverboard controllati solo dai nostri pensieri? Credimi, controllo le novità almeno due volte a settimana!

Un ottimo modo per saperne di più sulle scoperte scientifiche in un'area che ti piace è impostare avvisi di Google per le tendenze. Puoi farlo per un argomento, come il sonno o i sogni, oppure puoi andare in grande e in generale ed essere avvisato di "neuroscienze" o "ricerca sul cervello". Le singole riviste, in cui vengono pubblicati gli articoli, possono anche essere impostate come avvisi per concentrarsi sul campo di studio che ti interessa. In realtà, questo funziona per tutto ciò di cui sei curioso: non deve riguardare la scienza!

Infine, se vuoi diventare uno scienziato, o se vuoi lavorare in un'area di cui sei appassionato, fare esperienza in quell'area ti aiuterà davvero. Ciò può sembrare ovvio e impossibile allo stesso tempo, poiché acquisire l'esperienza iniziale è di per sé un ostacolo. Non solo ti renderà migliore come scienziato, ma ti darà l'opportunità di provare cose diverse, di vedere cosa ti piace e cosa sicuramente non ti piace.

Stage estivi o brevi in laboratorio sono modi fantastici per fare esperienza. Sono progettati per scienziati in fase iniziale che non hanno molta esperienza e sono alla ricerca di modi per ottenere di più. Gli studenti a scuola o all'università possono candidarsi e le esperienze sono fantastiche. Ne ho fatti alcuni io stesso, e mi hanno dato la possibilità di visitare laboratori in tutta Europa.

La *Royal Society of Biology* è un ente di beneficenza con sede nel Regno Unito che si è impegnata nell'istruzione, nella ricerca e nello sviluppo professionale in biologia. I loro programmi di collocamento estivo offrono agli scienziati l'opportunità di lavorare in tutti i tipi di laboratori, sia all'interno dell'industria farmaceutica che dei principali gruppi di ricerca, e offrono un ottimo percorso per acquisire esperienza e fiducia nella scienza.

Biograd, un istituto con sede a Liverpool nel Regno Unito, ha corsi per tutti i livelli di studenti e mira ad avere piccoli gruppi con un numero maggiore di istruttori per fornire un'esperienza più personale ed efficace. Una rapida ricerca su Google ti darà i nomi di queste organizzazioni e molte altre, e se non hai sede nel Regno Unito, non temere, poiché altri paesi hanno le loro versioni. Se ti trovi negli Stati Uniti, *Zippia.com* è un ottimo strumento per aiutare a cercare stage; questo è un tipo di sito Web dei motori di ricerca che ti consente di cercare opportunità in base alla categoria e alla posizione, in modo da poter restringere le opzioni a ciò che fa per te.

Un approccio più disinvolto per acquisire esperienza sarebbe quello di partecipare a eventi di networking come *Pint of Science*, un festival scientifico mondiale che riunisce ricercatori per condividere le loro scoperte, è una straordinaria opportunità di parlare con le persone in un ambiente meno formale. Chiunque può partecipare - non è necessario essere un esperto per partecipare. Eventi come questi sono importanti perché, per acquisire esperienza nella scienza – e non posso sottolinearlo abbastanza – tutto sta nel networking e nella messa in rete del tuo nome. Se non altro, migliora le tue capacità di conversazione con altri scienziati e, come minimo, migliora la tua fiducia nelle chiacchiere, il che è più utile di quanto si possa pensare.

Una cosa che ho visto nel corso della mia carriera è l'enorme quantità di opportunità disponibili nei laboratori di ricerca per le persone a tutti i livelli di esperienza. Si va da posizioni a tempo pieno a stage o mini stage di una settimana. Il contatto iniziale è la parte più impegnativa e probabilmente sarà più scoraggiante di quanto si pensi. L'invio di e-mail ai docenti universitari ha dato ottimi risultati per i più estroversi tra noi.

Una piccola storia su come ho iniziato. Ho trovato la mia strada nella ricerca contattando e parlando con un professore della mia università (dove stavo studiando per un master). Ci siamo incontrati una settimana dopo e ho spiegato che volevo passare dai libri di testo alla ricerca reale. Volevo lavorare in un laboratorio di ricerca. L'unico problema era che all'epoca non avevo idea di come fosse veramente. Avevo già lavorato in un laboratorio ospedaliero, dove i campioni dei pazienti arrivano a migliaia e tu li analizzi. Ma la ricerca? Voglio dire, cos'è, dov'è, e chi sono questi misteriosi ricercatori che lavoravano nell'ombra?

Guardo indietro a questa come a un'esperienza piuttosto umiliante – fu solo circa un anno dopo che mi resi conto che avevamo avuto la conversazione all'interno di un laboratorio di ricerca mentre il professore stava effettivamente facendo ricerche (stava affettando pezzi congelati del midollo spinale). Non ne avevo idea. Avrebbe potuto schiaffeggiarmi in faccia con un camice da laboratorio e non me ne sarei accorto!

Ne è valsa la pena, però, perché gli ho spiegato che volevo contribuire al futuro della scienza, lui ha ascoltato, e poi mi ha dato i dettagli di contatto di qualcuno che pensava potesse davvero aiutarmi - un altro docente dell'università che aveva avuto una carriera simile a quella che volevo per me stesso.

Mi sono messo in contatto con quest'altro docente, e per farla breve, ho lavorato ad un progetto di ricerca con lui, ottenendo infine un dottorato nel suo laboratorio e suggellando il mio destino di scienziato nerd. Il mio sogno! Il punto di questa storia è che non perdi nulla contattando e ricontattando persone che potrebbero essere in grado di darti una direzione. Anche se non possono aiutarti da soli, potrebbero conoscere qualcun altro che può farlo. Questo è il motivo per cui il networking è così importante nella scienza. Alla fine della giornata, gli scienziati non possono parlare del loro lavoro con così tante persone (di solito solo con altri scienziati comunque), quindi facendo domande e mostrando un interesse hai già cambiato in meglio la loro giornata e accresciuto la tua rete professionale.

CHE ALTRO PUÒ FARE UNO SCIENZIATO?

Il percorso tradizionale di uno scienziato è seguire il mondo accademico (universitario) e il percorso di ricerca. Ciò significa in genere studiare fino al dottorato e condurre ricerche in un laboratorio universitario per diversi anni prima di diventare ricercatore, e poi infine professore. Il numero di posti è in costante diminuzione da molti anni, e anche le posizioni disponibili sono meno sicure o di breve durata. Gli scienziati ad inizio carriera stanno iniziando a notarlo e cercano altri modi per lavorare nella scienza. Il mondo accademico può essere un ottimo modo per perseguire una carriera scientifica, ma con tante insidie, non è per tutti.

Circa la metà di tutti gli scienziati rimane nel mondo accademico solo per cinque anni, in genere la durata di contratto lavorativo in laboratorio prima di passare all'insegnamento universitario. Con molti scienziati che si avventurano fuori dall'habitat naturale del laboratorio, ho pensato valesse la pena parlare di alcune delle possibilità che ci sono là fuori, comprese molte che potremmo non aspettarci.

I neolaureati in scienze potrebbero dover ampliare la loro ricerca ed essere aperti a considerare tutte le posizioni, la formazione e le esperienze al fine di decidere cosa è più giusto per loro. In questa fase, in particolare se sei uno studente, è normale sentirti insicuro, ma è un ottimo momento per iniziare a muoverti verso ruoli che ti piacciono, con la possibilità di specializzarti in seguito.

L'US Bureau of Labor Statistics stima che i posti di lavoro nelle STEM aumenteranno del 13% nei prossimi 10 anni. Si prevede che la crescita più elevata avverrà all'interno di specialità basate sull'IT con una crescita prevista di quasi il 30%. Quindi, quali sono le opzioni se scegli di percorrere un percorso non tradizionale lontano dal camice e dal bancone del laboratorio?

Ho trascorso del tempo alla ricerca di alcuni dei ruoli più unici ed emozionanti che si possano svolgere con un background scientifico. Sia che tu opti per un programma di formazione per laureati direttamente dall'università, o che tu sia un ricercatore con un dottorato di ricerca che ha deciso di voler provare qualcosa di diverso, l'elemento più importante che collega tutte le posizioni sono le competenze trasferibili anche attraverso i percorsi di carriera più insoliti. In altre parole, sei qualcuno che impara rapidamente o sei bravo a parlare in pubblico? Forse ti piace lavorare in grandi gruppi interdisciplinari e collaborare insieme nel tentativo di produrre qualcosa di più grande di quanto si possa ottenere da soli?

Ognuno ha competenze preziose che sono uniche, scienziati e non, si tratta di trovare ciò che ti rende grande e accoppiarlo con un po' di creatività per trovare qualcosa che ti renda felice. I corsi online menzionati in precedenza sono un ottimo modo per migliorarti imparando competenze aggiuntive al fine di rafforzare il tuo curriculum.

Allora, dove sono tutti gli scienziati quando non sono in laboratorio?

COMUNICAZIONE

Con tanta scienza da comprendere, qualcuno deve spiegare tutto. Un comunicatore scientifico è qualcuno che fa proprio questo. A seconda di ciò in cui sei bravo e di come ti piace lavorare può assumere molte forme e stili. Mettiamola in questo modo: se comincia ad annoiarti lavorare in un piccolo gruppo e spiegare la tua ricerca solo al tuo capo? Gli scienziati non devono essere enciclopedie umane socialmente imbarazzanti, sai? Possono fungere da ponte per spiegare il mondo scientifico.

Il modo più tradizionale per farlo sarebbe attraverso l'insegnamento, in un'università, al liceo o in una qualche forma di college. Si prevede che le carriere nel campo dell'istruzione all'interno delle materie STEM cresceranno del 15%, creando un settore forte che ha bisogno di più educatori. Il governo degli Stati Uniti ha recentemente investito 540 milioni di dollari nell'istruzione STEM, compresa la formazione e il reclutamento di insegnanti.[1] Sebbene l'insegnamento universitario richieda un'esperienza di dottorato, le scuole e gli istituti comunitari richiedono solo una laurea triennale o un master. Ci sono anche opzioni per essere un tutor specializzato nella tua area di competenza preferita, aiutando studenti ad iniziare il loro viaggio nella scienza.

La comunicazione scientifica, tuttavia, può significare molto di più dell'insegnamento. Forse diventare uno scrittore potrebbe aprire un nuovo modo di comunicare le idee comodamente dal proprio computer. Le posizioni di scrittura variano notevolmente e in genere includono qualsiasi cosa, dagli scrittori e giornalisti a tempo pieno agli scrittori freelance per siti Web e riviste. Le possibilità sono ad ampio raggio, ma alcune delle posizioni a tempo pieno più importanti possono essere molto competitive. La crescita, e quindi i nuovi posti disponibili, non sono molti e questo settore dovrebbe ridursi del 2% nei prossimi 10 anni. La buona notizia è che in molti casi non è necessaria una formazione o uno studio ulteriore, ma più esperienza hai, meglio è.

Anche la scrittura scientifica non segue il percorso tradizionale. Pensate alle imprese biotecnologiche che devono spiegare cosa stanno facendo al grande pubblico e ai futuri investitori, o ai servizi sanitari che devono comunicare con il pubblico in merito alle loro iniziative di sanità pubblica e sensibilizzazione. Se sei interessato ai prodotti farmaceutici, ci sono molte agenzie di comunicazione medica alla ricerca di scrittori con una conoscenza approfondita di diverse malattie e strategie di trattamento. Enti di beneficenza e organizzazioni in campo scientifico e medico hanno sempre bisogno di un modo per parlare con il proprio pubblico, il che significa che ci sono opportunità come comunicatore scientifico.

Open Notebook è un'organizzazione senza scopo di lucro di giornalismo scientifico che condivide strumenti e risorse per aiutare le persone a diventare scrittori più esperti in ambito scientifico, ed è ottimo per acquisire fiducia e migliorare le tue abilità prima di immergerti in un cambio di carriera.

Forse non è la prima cosa anche mi viene in mente quando si discute di comunicazione scientifica, ma anche i ruoli nei musei scientifici, che vanno dalla produzione di mostre e mostre alla supervisione delle collezioni, fanno parte della lista. Ancora una volta, i tipi di opportunità disponibili sono vari e includono di tutto, dagli archivisti ai tecnici dei musei, e possono essere ideali per chiunque ami utilizzare precise capacità di ricerca e comunicazione per esprimere grandi idee su larga scala o trovare metodi creativi per archiviare e conservare dati preziosi.

In genere, una persona avrà bisogno di una laurea triennale o di un master e si consiglia di acquisire qualsiasi competenza possibile attraverso programmi di formazione o volontariato. Il Bureau of Labor Statistics degli Stati Uniti prevede che questo settore, che richiede un numero sempre crescente di specialisti, che crescerà dell'11%, molto più velocemente della media, e quindi se è qualcosa che pensi ti possa piacere, ora è il momento di provarci.

BUSINESS

Allora, che ne dici di appendere il camice da laboratorio per fare spazio a un abito lucido e capelli sistemati? Che ci piaccia o no, la scienza è un grande affare. Nonostante le intenzioni più pure di far progredire l'umanità e curare le malattie, la realtà è che ci sono molti soldi in gioco e l'emozione delle decisioni sotto pressione. Se avete bisogno di essere convinti che la scienza e il business lavorano bene insieme, prendete l'esempio di Gordon Moore, fondatore di Intel, del valore stimato di 12 miliardi di dollari. Ha studiato per un dottorato di ricerca in chimica e ha continuato a lavorare ottenendo successo nel business e nell'ingegneria.

Un diverso tipo di carriera, lontano dal banco di laboratorio, potrebbe vederti usare la tua comprensione del progresso scientifico per analizzare le tendenze aziendali, in particolare con aziende farmaceutiche e biotecnologiche o società di consulenza. I ruoli di business analyst in genere prevedono il collegamento con molti gruppi diversi e la collaborazione per utilizzare al meglio i dati di mercato. Gli scienziati sono apprezzati in questo settore perché possono valutare rapidamente nuovi dati e interpretarne il significato. Probabilmente hai già esperienza nell'analisi critica dei dati, sia per la ricerca che hai letto o per i tuoi dati. È un'abilità che viene spesso trascurata e talvolta sottovalutata, ma può essere sfruttata al di fuori del laboratorio.

Una volta ho incontrato qualcuno che ha usato la sua comprensione della scienza per valutare potenziali nuovi farmaci che arrivano sul mercato. La sua azienda avrebbe investito milioni in base al suo feedback e alla sua valutazione. È un ruolo stressante, ma permette di stare vicino alla scienza mentre si prendono decisioni importanti. Un'ulteriore formazione in economia e commercio ti darebbe un ulteriore vantaggio in questo tipo di posizioni, ma in molti casi potrebbe non essere necessario.

Un altro lato del business sono le vendite. Voglio dire, qualcuno deve raccontare alla gente delle nuove attrezzature e dei farmaci, giusto? Le vendite sono più adatte alle persone socievoli a cui piace viaggiare e incontrare volti nuovi (forse non è l'ideale per chi soffre di cecità facciale). Ciò che è interessante di questi tipi di posizioni è che le vendite di questa natura non usano una tipica tattica di vendita porta a porta. Generalmente si recano a grandi conferenze, laboratori universitari e aziende biotecnologiche, esponendo nuovi prodotti, attrezzature, prodotti farmaceutici e dispositivi medici.

Come con qualsiasi carriera, se scegli un'azienda in cui credi e condividi i loro valori (questa potrebbe essere un'area complicata per le vendite di prodotti farmaceutici, lo ammetto), puoi sinceramente aiutare altre istituzioni. L'esperienza di vendita è solitamente necessaria per questi ruoli, ma ci sono opportunità sorprendenti. Potrebbe valere la pena, poiché l'orario di lavoro è flessibile e l'autonomia di programmazione è un gran vantaggio per mantenere un equilibrio tra lavoro e vita privata. Questi sono tutti i vantaggi che sono stati valutati molto positivamente in questo tipo di ruolo.[2]

AMMINISTRAZIONE

La scienza non è tutta camici da laboratorio e capelli da pazzi: qualcuno al vertice deve decidere quale ricerca ottiene i finanziamenti per fare la prossima grande scoperta.

La maggior parte della ricerca è finanziata attraverso sovvenzioni di enti di beneficenza, organismi di ricerca, agenzie governative o investitori indipendenti, e ci sono squadre di persone che li aiutano a decidere dove vanno i fondi. E sono un *sacco* di soldi! Ad esempio, il Regno Unito aumenterà la spesa per la ricerca e lo sviluppo nelle STEM del 15% nei prossimi cinque anni e, nel 2019, il finanziamento totale del governo degli Stati Uniti ha superato uno sbalorditivo $ 151 miliardi – un costante aumento del 6% rispetto all'anno precedente.[3]

Affrontare decisioni riguardo enormi somme di denaro piacerà soprattutto a coloro che si sentono a loro agio in situazioni particolarmente stressanti, ma può essere necessario del tempo per trovare una posizione di alto livello nelle agenzie di finanziamento. Spesso hanno già una ampia formazione scientifica e lo usano per valutare la qualità e l'impatto futuro del lavoro. Poiché formulano raccomand-azioni su chi ottiene i finanziamenti, gli scienziati in questa posizione sono in grado di avere un impatto significativo nel contribuire a sviluppare la scienza e guidare la direzione futura della ricerca. Tuttavia, ci sono opportunità per i laureati che vorrebbero percorrere questa strada.

Il costo tipico della creazione di un nuovo farmaco che passa con successo attraverso studi clinici per raggiungere un paziente è di circa $ 1 miliardo.[4] Pertanto, è imperativo che gli studi clinici siano eseguiti in modo da fornire una forte prova che un trattamento funziona ed è sicuro. Ciò richiede che gruppi di persone coordinino e registrino montagne su montagne di dati e documenti necessari per la fase normativa di approvazione e potrebbe essere un'opzione ideale per le persone che hanno interesse a lavorare con quantitativi di dati come questi. Lavorare in studi clinici espone gli scienziati a un diverso aspetto della ricerca e mostra il risultato finale di ciò che tutte le ore solitarie in laboratorio possono eventualmente portare, cioè aiutare qualcuno a ottenere il trattamento medico di cui ha bisogno.

Perché non fare un passo avanti verso un ruolo all'interno della politica scientifica e del legislatore? Contribuire a creare le leggi che regolano il modo in cui viene condotta la ricerca scientifica o decidere iniziative strategiche per migliorarne la qualità farà davvero la differenza su scala nazionale. Questi ruoli forniscono una panoramica del quadro generale e consentono di vedere come tutti gli ingranaggi lavorano insieme per creare una società che fa progredire la scienza e la medicina.

Molte posizioni politiche offrono programmi per studenti laureati per attirare gli scienziati più brillanti e talentuosi all'inizio della carriera. Il governo e agenzie sanitarie sono responsabili dello sviluppo della ricerca attraverso la stesura delle regole da seguire per interi paesi. Questi ruoli hanno bisogno di una persona che sia in grado di comunicare idee ai non scienziati in un ambiente frenetico e ci si potrebbe aspettare che rispolveri argomenti nuovi e diversi. Questo può essere l'ideale per le persone che lavorano bene sotto pressione e non amano un lavoro di routine; potendo così mostrare davvero le loro abilità.

Il Jolly

Spero che le posizioni menzionate in questo capitolo ti diano un'idea di come puoi essere coinvolto nella scienza indipendentemente da dove hai iniziato, aiutandoti a vedere come funziona davvero la ricerca scientifica al di fuori del laboratorio. La sezione successiva, opportunamente intitolata jolly, è scritta per dare un'idea di quanto sia davvero ampia la scienza. Per coloro che potrebbero non volere una carriera a tempo pieno come scienziato, si spera che ti dimostri come essere aperto alle opportunità e pensare in modo un po' creativo, possa portarti su una strada che ti dia la possibilità di essere appassionato a ciò che fai.

La scienza e il diritto funzionano davvero bene insieme. Brevetti per farmaci, progetti sperimentali, dispositivi e per tutto ciò che si può immaginare vengono depositati ogni giorno per garantire che chiunque abbia creato un potenziale prodotto rivoluzionario abbia una qualche forma di protezione e diritti su di esso. L'ufficio brevetti garantisce che la proprietà intellettuale sia protetta dalla legge. Per lavorare in questo ambito non è essenziale una laurea in legge, ma se hai un interesse per il diritto oltre alla scienza, allora una laurea in legge lancerebbe davvero la tua carriera in avanti.

Trovare lavoro in quest'area è più facile visto che l'industria legale contatta spesso i laureati STEM per aiutare gli studi legali ad acquisire una quota di mercato in nuovi settori della scienza. Le persone che amano la risoluzione dei problemi sono brave ad organizzare il loro tempo e possono comunicare bene le loro idee hanno un profilo perfetto.

Non si tratta solo di archiviare documenti, all'interno dell'industria legale troverete scienziati che consigliano avvocati sulle specifiche dei negoziati scientifici e delle licenze, garantendo che tutte le parti comprendano il valore nella ricerca e nei requisiti legali. Una caratteristica comune tra molte carriere scientifiche non tradizionali è un buon livello di abilità comunicative. Lavorare nel diritto scientifico non fa eccezione: consiste in uno scienziato che media tra scienziati e non scienziati durante le discussioni su un'ampia gamma di idee nuove di zecca e pionieristiche nel campo che rappresentano.

Un altro tipo di ruolo che rientra nella lista dei jolly sono le posizioni di ingegneria biomedica. Si tratta di un settore notoriamente frenetico, che spinge la scienza in avanti nelle nuove frontiere della medicina dell'IA, della nano-costruzione, degli interventi chirurgici o della tecnologia di consumo.

Sebbene molte persone in queste carriere abbiano lauree in ingegneria o fisica, qualsiasi background scientifico è altamente desiderato. Alcuni dei grandi player del settore sono aziende come *Siemens Healthcare*, *Johnson & Johnson* e *GE Healthcare*, ma i progressi della tecnologia e una spinta insaziabile per i prodotti di consumo significano che il numero di aziende che hanno bisogno di scienziati come te è sempre in crescita.

Hai mai iniziato il tuo viaggio scientifico pensando che un giorno potresti essere una star della TV o del cinema? Ok, questo potrebbe essere un po' irrealistico per la maggior parte degli scienziati, ma rimane una possibilità che può essere aperta a coloro che amano la scienza ma vogliono farlo in un modo completamente diverso dal ricercatore classico. Un esempio importante potrebbe essere Ken Jeong, noto per il suo ruolo comico nella trilogia *Una notte da leoni*, tra molte altre cose. Completamente formato come medico, fu solo in seguito che trovò la sua passione per la recitazione (anche se fa anche il medico in programmi TV).

Ci sono possibilità per gli scienziati dietro le quinte, ad esempio, come scrittore tecnico o consulente. Questo è un lato del settore che dovrebbe crescere dell'8% nei prossimi 10 anni, il che significa potenziali nuovi investimenti che porteranno a maggiori opportunità in questo campo. Scrivere o consultare spettacoli educativi, drammi o documentari potrebbe rappresentare un ambiente fuori dalla tua zona di comfort in aree di ricerca che potresti non conoscere. Potrebbe andare bene a coloro che amano la comunicazione scientifica e l'intrattenimento, anche se per un cambiamento di carriera nelle prime fasi dei media, potrebbe valere la pena abbassare le aspettative iniziali; tuttavia, è comunque un'idea divertente.

È vero che molti percorsi di carriera menzionati in questo capitolo richiedono esperienza o ulteriori studi al di là di ciò che sei interessato a perseguire, ma ce ne sono molti che non lo fanno. Anche il pensiero critico, una forte etica del lavoro e la fiducia nelle tue capacità contano molto. In definitiva, è affascinante vedere in quante diverse parti della vita in cui la scienza può svolgere un ruolo. Le abilità e i tratti caratteriali che ti aiutano a diventare grande in ciò che fai sono importanti in tutti questi ruoli. Si trasferiscono in qualsiasi nuova posizione e vale sempre la pena ricordare quanto sei prezioso, qualunque cosa tu decida di fare.

Se non altro, puoi sempre scrivere un libro sul cervello e le neuroscienze.

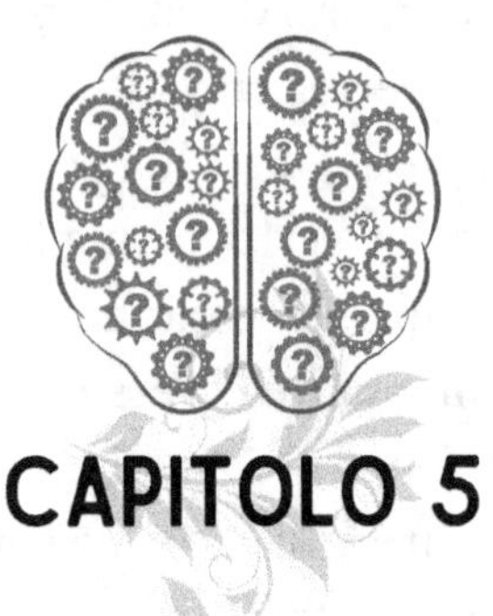

CAPITOLO 5

DONNE IN STEM

INTRODUZIONE

Questo è l'ultimo capitolo e merita il suo posto in questo libro sulle neuroscienze. Si ispira alle donne che continuano ad eccellere in ciò che fanno, nonostante gli ostacoli che devono affrontare. È scritto da Jodi Barnard che ha lavorato duramente per realizzare i suoi sogni nella scienza e continuerà a farlo in futuro.

Volevo includere questo capitolo perché ci sono state molte volte nel corso degli anni in cui ho parlato con amiche e colleghe e sono rimasto sorpreso dal loro resoconto di alcune delle lotte affrontate solo per il fatto di essere donne che lavorano in ambito scientifico. Dalla retribuzione più bassa alle osservazioni discutibili, alla lotta per trovare modelli di ruolo femminili in posizioni di alto livello, ci sono molte questioni che vorrei un giorno capire nella speranza di poter svolgere un ruolo nel contribuire a migliorare le cose.

Abbiamo fatto molta strada, ma le donne devono ancora affrontare stereotipi e lotte in tutti gli aspetti della vita, e la scienza non fa eccezione. Spero che questa sezione sia utile per stimolare una discussione, dare qualche intuizione o nuova idea di cui potresti non aver letto prima.

Dopo tutto, la scienza è tutta una questione di domande. È il modo in cui impariamo, miglioriamo e continuiamo a spingerci oltre i limiti.

UNA NEUROSCIENZIATA A LONDRA, COSA SUCCEDE SE SEI UNA DONNA?

Di Jodi Barnard

Ciao sono Jodi! Sono una dottoranda di ricerca in un laboratorio di neuroscienze a Londra, e uso le cellule umane per studiare il modo in cui i nostri neuroni interagiscono con le cellule immunitarie nel cervello per causare infiammazione e morte cellulare in malattie come l'Alzheimer. Sto anche usando moscerini della frutta per ricercare geni umani legati alla malattia dei motoneuroni. Ma non sono sempre stata in questo ambito. Vengo da un background socio-economico basso e lavoro dall'età di 13 anni. So cosa significa preoccuparsi dei soldi. Questa è una delle cose che mi ha spinto ad andare bene a scuola; questo e la testardaggine che anni di bullismo infondono in te. Quando ti viene detto che non puoi fare qualcosa, vuoi mostrare a tutti che puoi. Nonostante gli ostacoli.

Sono stata la prima della mia famiglia ad andare all'università, non avevo idea di cosa avrei dovuto fare. Sembrava che tutti intorno a me avessero un piano e io stavo solo armeggiando al buio vedendo quale fosse il passo successivo solo quando stavo per inciampare su di esso. Mi piaceva la scienza, ma non sapevo di poter essere una scienziata. Pensavo che se interessati alla biologia, l'unica strada fosse diventare medico.

Come ragazza mi sentivo anche meno incoraggiata a seguire una carriera scientifica - anche quando mi è stato detto dal mio insegnante di scienze che "avrei dovuto continuare a scrivere poesie". Ma tutte queste cose mi hanno spinto. Oltre ad essere della classe operaia e una donna, la mia vita domestica e i turni notturni in ospedale, rendevano difficile studiare da casa. Poi, durante il liceo a causa di una malattia - un intervento chirurgico d'urgenza - e non sono riuscita a soddisfare i requisiti di ingresso per la scuola di medicina, e il mio mondo si è sgretolato. Senza un'adeguata guida professionale ho accettato il primo corso che mi è stato offerto - era Neuroscienze Mediche nel Sussex. E così, mi sono innamorata delle neuroscienze.

Ma questa non è la fine della "storia di successo". Le cose continuarono ad essere difficili. Ho lavorato in tutta l'università solo per permettermi di vivere. La mia salute mentale ne ha risentito e dopo gli ulteriori rifiuti della scuola di medicina, non ero sicura di cosa avrei dovuto fare. Così, quando mi è stata offerta una borsa di studio per un master, l'ho accettata. Lavorando per tante ore in laboratorio e con un extra lavoro part-time, ho vissuto il mio primo episodio di esaurimento nervoso.

Ma mi è piaciuto stare in laboratorio e così ho deciso di candidarmi per un dottorato di ricerca - dopo tutto avevo voti impeccabili. Ma sono stata rifiutata da ogni programma e mi sono sentita un impostore. Non potevo permettermi di ricandidarmi; il mio contratto di affitto stava scadendo e la bolla universitaria è scoppiata. Avevo bisogno di un reddito.

Ho iniziato a lavorare per un'azienda di abbigliamento tecnologico. Spesso ero l'unica donna nella stanza, e mi sentivo così sottovalutata e fuoriposto. La mia ansia peggiorò al punto che sapevo di dover tornare a ciò che mi rendeva felice. Mi sono assicurata un lavoro di assistente di ricerca e mi è piaciuto lavorare di nuovo in laboratorio. Ero sicura di voler fare un dottorato di ricerca questa volta e ho messo ogni grammo di energia in molte domande e colloqui, fino a quando non ho ricevuto un'offerta dal King's College, una delle migliori università di Londra.

Vedete, non c'è un percorso sbagliato in STEM. Queste esperienze mi rendono molto consapevole delle sfide che le persone devono affrontare ed è il motivo per cui sono co-conduttrice di un podcast sull'uguaglianza in STEM, The Academinist, e lavoro con organizzazioni che mirano a migliorare l'accesso all'istruzione superiore. Tutte queste esperienze hanno sviluppato una resilienza in me. La capacità di riprendermi e riprovare è stata preziosa per arrivare dove mi trovo, e sono sicuro che continuerà a servirmi mentre lavoro per il mio dottorato di ricerca. Il senso di realizzazione che si prova alla conquista di qualcosa di impegnativo è ciò che amo di più di quello che faccio. Questo, e la capacità di essere creativi e continuare ad imparare, il tutto cercando di migliorare l'umanità. Ecco perché sono una scienziata.

La pandemia di Covid-19 ha messo in luce disuguaglianze che colpiscono le donne, come i fenomeni del secondo turno in cui le responsabilità di assistenza (che spesso ricadono sulle donne) e il lavoro non retribuito in casa si sono aggiunte alla solita giornata lavorativa. Alessandra Minello ha scritto in una pubblicazione scientifica all'inizio del primo lockdown nel 2020 del *'muro della maternità'* che penalizzava le donne nella carriera accademica nel Regno Unito.[1] Da allora, le analisi su diverse riviste mediche hanno rivelato un cosiddetto effetto Covid-19 in base al quale la percentuale di autrici è inferiore alla media.[2] Questo si somma alla situazione che esisteva prima del Covid-19, come la complessità di avere una carriera e una famiglia. È qualcosa sempre presente nella mia mente. Sento il ticchettio martellante del mio orologio biologico - come se fosse una corsa contro il tempo per raggiungere una posizione che mi consenta di avere una famiglia. Naturalmente, non tutte le donne vogliono / possono avere figli, ma per quelle di noi per cui questa è una priorità, è faticoso sentirsi costantemente come se dovessi giustificare le tue scelte verso gli altri / la società / te stesso. Ho parlato con donne che hanno assistito a commenti terribili e micro aggressioni nei confronti delle donne incinte e delle madri nel mondo accademico. Personalmente c'è un cambiamento imminente - Mi sposerò l'anno prossimo e mi preoccupo persino del cambio di nome e dell'impatto che avrà sulla reputazione per cui ho lavorato così duramente. Questi sono solo alcuni degli stress extra che sono in qualche modo unici per le donne in STEM.

Un'altra questione, e l'idea dietro il movimento "uno scienziato è così", è la visione stereotipata delle donne che lavorano in STEM. È interessante notare che queste opinioni non sono sempre tenute dagli uomini. Ma c'è una narrazione comune, bisogna essere un certo tipo di donna per fare carriera, ad esempio sfigata come le protagoniste di "Simply Jane" o Amy Farrah Fowler di The Big Bang Theory. E quindi, non basta dire che "le donne non vogliono lavorare nella scienza" - bisogna mostrare che tutte le donne appartengono alla scienza. L'idea di essere un essere umano poliedrico prima di essere uno scienziato, è la strada da percorrere. Forse allora, meno ragazze e donne si sentirebbero tagliate fuori da questo mondo. Dobbiamo incoraggiare una maggiore diversità in questi settori– un lavoro inestimabile viene svolto da enti di beneficenza come *I Can Be* per aumentare la visibilità delle opportunità di lavoro per le giovani ragazze. Questo può solo risolvere uno dei problemi, infatti molte donne mollano al livello del dottorato o poco dopo, solo pochissime donne raggiungono posizioni più elevate. Questo problema deve essere affrontato poiché senza modelli rappresentativi in posizioni di potere, è difficile per le donne tenere il passo con il carico di lavoro avendo la consapevolezza che le possibilità di raggiungere la cima sono scarse.

Personalmente, le donne in STEM all'interno della comunità dei social media insieme alle scienziate con cui lavoro sono stati un sistema di supporto inestimabile per me. Formalmente non ho avuto mentori donne, ma sento che avrei potuto trarne beneficio, motivo per cui cerco di guidare il maggior numero possibile di giovani donne nel mio tempo libero. Ritengo necessario aiutarsi l'un l'altro. Ma non è tutto perduto.

Vediamo progressi intorno a noi ogni giorno. Recentemente, donne ispiratrici come Emmanuelle Charpentier e Jennifer A. Doudna hanno ricevuto il Premio Nobel per la chimica 2020 "per lo sviluppo di un metodo per l'editing del genoma" diventando modelli per le giovani donne. L'unico modo per risolvere i problemi che persistono è andare avanti insieme, tutti insieme. Con la discussione, l'istruzione e la consapevolezza, e il giusto atteggiamento, si potrà superare il "non è un nostro problema" che a volte fa sembrare inutili conversazioni come queste. Iniziative del tipo "potere delle donne" e gli sforzi dei gruppi minoritari diventeranno un onere della comunità. Più urgentemente, dobbiamo dare maggior peso alle iniziative che contattano le ragazze e incoraggiano l'accesso alle STEM, alla sensibilizzazione e al lavoro di tutoraggio. L'utilizzo di queste attività insieme alle metriche attuali su cui viene giudicato uno scienziato, come il numero di pubblicazioni, ci permetterà di valutare cose come la retribuzione in modo equo e l'idoneità alla promozione in modo più accurato.

Quindi, anche se rimangono alcune sfide da affrontare, i progressi che continuano a essere fatti mi riempiono di ottimismo per il futuro delle donne e delle persone non binarie che occupano posizioni nelle STEM, e io, continuerò a fare del mio meglio.

Per concludere

Grazie per aver letto il mio libro. Spero davvero che ti sia piaciuto e che ti abbia insegnato qualcosa di nuovo su quanto sia sorprendente il cervello, e su quanto possano essere eccitanti le neuroscienze.

È stata un'esperienza incredibile scrivere questo libro che ti ha portato in un viaggio attraverso il cervello e le neuroscienze. Ti chiedo solo un favore? Per favore, potresti lasciare una recensione su Amazon. Mi affido alle recensioni per aiutare le persone a decidere se dovrebbero leggere o meno il mio libro e questo mi aiuta davvero in un modo molto reale. Lo apprezzo molto, grazie.

Se hai domande su ciò che hai letto, inviami un'e-mail o un messaggio utilizzando il sito Web o la pagina Instagram, mi farebbe piacere sentirti. Il sito Web contiene anche molti suggerimenti utili su come continuare il tuo viaggio nelle neuroscienze, quindi assicurati di dare un'occhiata.

www.aNeuroRevolution.com
Instagram: @TheEnglishScientist

Se hai apprezzato il capitolo sulle donne in STEM puoi seguire sui social l'autrice e ascoltare i suoi podcast.

Jodi Barnard, née Parslow
Instagram & Twitter: @notbrainscience
Podcast: https://theacademinist.buzzsprout.com/

Grazie ancora per il supporto e per aver letto questo libro.

Ringraziamenti

Vorrei ringraziare sentitamente i miei amici e familiari che mi hanno aiutato a rendere questo testo sempre migliore. Un ringraziamento speciale a Diana Carter, che ho eletto come mia redattrice non ufficiale e che mi è stata d'aiuto soprattutto in quei momenti stressanti quando pensavo che la mia scrittura fosse solo spazzatura scientifica, e al Ike dela Peña PhD, per il suo editing delle sezioni specifiche. Un grazie a Kate Linge per la sua competenza tecnica. Grazie anche ai miei genitori per il loro sostegno.

Voglio anche menzionare il Dr Matt Bolland, Thomas Gatti, Farah Ghosn, il Cian McGuire PhD e il Sagar Raturi PhD, Andy Tranter e Alessandra Porcu PhD, che hanno letto alcune prime bozze per assicurarsi che non stessi scrivendo sciocchezze, e Steph Tranter che mi ha aiutato a usare i social media. C'è un ringraziamento che deve anche andare a Sara Solak, alias "The Cookie Lady" (Instagram @cpmfcookiesandcrafts) per avermi paziente-mente ascoltato parlare nient'altro che del mio libro negli ultimi sei mesi, e ad Amanda Limonius per aver ascoltato i miei sproloqui. Naturalmente, voglio ringraziare Melissa Estrada per avermi incoraggiato durante l'intero processo, aiutandomi a rendere il libro quello che è oggi.

Infine, vorrei ringraziare te caro lettore per esserti preso del tempo per leggere il mio libro e per aver fatto questo viaggio attraverso le neuroscienze con me.

GLOSSARIO

AI Simulazione dell'intelligenza e del pensiero umano in una macchina programmata. AI=intelligenza artificiale

AMPA Recettori noti poiché legano il glutammato, sono importanti nell'apprendimento e nella memoria. AMPA=alfa-ammino-3-idrossi-5-metil-4-isoxazolopropionico acido

AMIGDALA Area nel lobo temporale che svolge un ruolo integrante nel comportamento e nell' emotività, fa parte del sistema limbico

AREA TEGMENTALE VENTRALE (ATV) Una struttura a cervello medio che proietta neuroni della dopamina, fortemente coinvolti nei processi di movimento, motivazione e nel sistema di ricompensa

ASSE IIS Regioni collegate che controllano lo stress attraverso ormoni e risposte cerebrali. IIS=ipotalamo-ipofisi-surrenale

ASTROCITI Sottotipo di cellule gliali, questa cellula a forma di stella ha funzioni complesse tra cui il mantenimento delle sinapsi neuronali

BIOMARKER Indicatore di un processo biologico. Un esempio potrebbe essere una proteina che può essere misurata per comprendere la progressione di una malattia

CANALE IONICO Canale di superficie cellulare che consente il passaggio di ioni in ingresso e in uscita dalla cellula

CELLULE GLIALI Cellule di supporto per i neuroni. Includono astrociti, oligodendrociti, microglia e cellule ependimali

CELLULE STAMINALE Le cellule speciali che possono eventualmente diventare qualsiasi tipo di cellula del corpo

CONNESSIONI / CONNETTIVITÀ Collegamento tra i neuroni per formare una rete di comunicazione

CORTECCIA Strato esterno del cervello, fondamentalmente la parte visibile

CORTECCIA CINGOLATA ANTERIORE (CCA) Regione frontale della corteccia cingolata coinvolta nell'empatia, nel processo decisionale e nel controllo esecutivo di molte altre funzioni cerebrali

CORTECCIA PREFRONTALE (CPF) Parte anteriore del cervello coinvolta in funzioni superiori, come previsione, pianificazione e generalmente coinvolta in molti comportamenti del cervello

CRIPTOCROMO Proteina sensibile alla luce e coinvolta nel rilevamento dei campi magnetici

CRISPR Tecnica di editing genico, CRISPR = Clusters of Regularly Interspaced Short Palindromic Repeats

DENDRITE Un ramo, o estensione, di un neurone

DEPRESSIONE A LUNGO TERMINE Un processo che riduce l'efficienza dei neuroni fino a dimenticare i movimenti basilari

DNA Contiene le istruzioni per la vita di una cellula, conservate nel nucleo. DNA=acido deossiribonucleico

EEG Una misurazione non invasiva delle onde cerebrali. EEG=elettroencefalogramma

ELETTRODO Un piccolo dispositivo per registrare l'attività elettrica

GABA Neurotrasmettitore inibitorio. GABA=acido gamma amminobutirrico

GIRO Pieghe arrotondate sulla superficie del cervello per aumentare la superficie in modo da avere più neuroni

GIRO DENTATO Una struttura all'interno dell'ippocampo coinvolta nell'aiutare a coordinare i ricordi

GIRO FUSIFORME Svolge un ruolo importante nel riconoscimento dei volti e delle espressioni facciali

ICC Comunicazione tra il cervello e un dispositivo computerizzato per abilitare o migliorare le funzioni cerebrali

IPOTALAMO Centro di controllo per il sistema nervoso e funzioni come il controllo della temperatura corporea

IPOTALAMO ANTERIORE PREOTTICO (IAPO) Un'area dell'ipotalamo che regola la temperatura

IPPOCAMPO Fascia a forma di cavallo marino nel lobo temporale importante nell'apprendimento e nella creazione di ricordi

LOCUS COERULEUS Produce il neurotrasmettitore, noradrenalina, coinvolto in molti processi, come influenzare i livelli di attenzione

MEMORIA DICHIARATIVA Un tipo di memoria a lungo termine per fatti ed eventi di cui siamo consapevoli

MEMORIA NON-DICHIARATIVA Un tipo di memoria a lungo termine che si verifica senza la nostra consapevolezza, ad esempio ricordare come camminare o andare in bicicletta

MRI Imaging per vedere il corpo e il cervello, MRI=risonanza magnetica

NAV Canali ionici che preferiscono far passare gli ioni di sodio

NEOCORTECCIA La parte più recente del cervello, coinvolta in cose come il processo decisionale e il linguaggio

NEURODEGENERAZIONE Una condizione in cui parte del sistema nervoso, come un neurone, perde la sua funzione e struttura e non funziona più correttamente

NEURONE Tipo di cellula che trasmettere un segnale

NEUROTRASMETTITORE Un messaggero chimico tra neuroni

NOCICETTORE Recettori che trasmettono il dolore

NMDA Neurotrasmettitore stimolante. NMDA=N-metil-D-aspartato

NUCLEO ACCUMBENS Un'area coinvolta nella via del segnale della dopamina per il movimento e la dipendenza

NUCLEO CAUDATO Vicino al centro del cervello, è coinvolto in movimento, pianificazione, memoria, dipendenza ed emozioni

NUCLEO PREOTTICO VENTROLATERALE (NPOV) Importante per controllare il sonno prevalentemente attraverso un sistema di inibizione dei neuroni

NUCLEO SOPRACHIASMATICO(SCN) All'interno dell'ipotalamo funge da pacemaker per il ritmo circadiano

NUCLEO SUBTALAMICO (STN) Un piccolo numero di neuroni al di sotto del talamo che contribuisce al movimento ma può essere coinvolto nel processo decisionale e nella memoria

ORGANOIDI Una versione semplice di un organo, composto da cellule, e usato come modello in laboratorio

PEPTIDE Aβ Il peptide Beta amiloide, costituisce le placche amiloidi coinvolte nel morbo di Alzheimer. Un peptide è una breve sequenza di amminoacidi che formano una proteina

PotenzIamento a lungo termine Processo per aumentare l'efficienza dei neuroni e le loro connessioni per facilitare la formazione dei ricordi

Plasticità Una struttura cerebrale modificata per alterarne la funzione

Recettori Proteine situate sulla superficie di una cellula per ricevere un segnale e convertirlo in un messaggio all'interno della cellula

Ritmo Circadiano Attività biologica del corpo che si verifica entro un ciclo di 24 ore

Sistema limbico Un insieme di strutture tra cui amigdala, ippocampo, ipotalamo, tegmentum, OFC e CCA, che influenzano il comportamento e le emozioni

Sogno lucido Un sogno in cui la persona acquisisce consapevolezza del sogno

Sonno NREM Fase di movimento oculare non rapida durante il sonno

Sonno REM Fase del sonno con rapido movimento degli occhi

Substantia nigra (SN) Una regione del cervello che contiene neuroni della dopamina e della melanina importanti nel morbo di Parkinson e nel sistema di ricompensa

Sinapsi Spazio tra i neuroni in cui vengono rilasciati i neurotrasmettitori

Talamo Piccola area appena sopra il tronco encefalico che funge da centro di collegamento per i messaggi che entrano nel cervello

REFERENZE

CAPITOLO 1: Chiedi ad un neuroscienziato

Qual è la parte più vecchia del nostro cervello e cosa fa?

1.   MacLean, P. (1990). *The triune brain in evolution: Role in paleocerebral functions*. Plenum, New York.

Che effetti ha la cannabis sul mio cervello, dovrei preoccuparmi?

2. Malone, *et al.* (2010). Adolescent cannabis use and psychosis: epidemiology and neurodevelopmental model. *Br J Pharm*; 160 (3).

3. Colizzi, *et al.* (2015). Interaction between functional genetic variation of DRD2 and cannabis use on risk of psychosis. *Schiz Bull*; 41 (5).

4.   Eldreth, *et al.* (2004). Abnormal brain activity in prefrontal brain regions in abstinent marijuana users. *Neuroimage*; 23 (3).

5. de Souza Crippa, *et al.* (2004). Effect of cannabidiol (CBD) on regional cerebral blood flow. *Neuropsychopharm*; 29 (2).

6.   Masataka (2019). Anxiolytic effects of repeated cannabidiol treatment in teenagers with social anxiety disorders. *Front Psychol*; 10.

7. Skelley, *et al.* (2003). Use of cannabidiol in anxiety and anxiety-related disorders. *J AM Pharm Assoc*; 60 (1).

Perché con alcune persone e diventiamo amici istantaneamente?

8. Tseng, *et al.* (2018). Interbrain cortical synchronization encodes multiple aspects of social interactions in monkey pairs. *Scientific Reports*; 8 (4699).

9. Lee, *et al.* (2015). Emergence of the default-mode network from resting-state to activation-state in reciprocal social interaction via eye contact. *Annu Int Conf IEEE Eng Med Biol Soc*; 2015.

10. di Pellegrino, *et al.* (1992). Understanding motor events: a neurophysiological study. *Exp Brain Res*; 91 (1).

11. Molenberghs, *et al.* (2012). Brain regions with mirror properties: a meta-analysis of 125 human fMRI studies. *Neurosci Biobehav Rev*; 36 (1).

12. Khalil, *et al.* (2018). Social decision making in autism: On the impact of mirror neurons, motor control, and imitative behaviors. *CNS Neurosci Ther*; 24 (8).

Imparare altre lingue ha effetto sulle funzioni cerebrali e sulla memoria?

13. Javor (2016). Bilingualism, theory of mind and perspective-taking: the effect of early bilingual exposure. *Psychol & Behav Sci*; 5 (6).

14. Craik, *et al.* (2010). Delaying the onset of Alzheimer's disease – bilingualism as a form of cognitive reserve. *Neurology*; 75 (19).

15. Alladi, *et al.* (2016). Impact of Bilingualism on Cognitive Outcome After Stroke. *Stroke*; 47 (1).

Perché diventiamo dipendenti dalle cose?

16. Volkow, *et al.* (2011). Reward, dopamine and the control of food intake: implications for obesity. *Trends Cogn Sci*; 15 (1).

17. Schultz, (1998). Predictive reward signal of dopamine neurons.
J Neurophsy; 80 (1).

18. Elliot, *et al.* (2003). Differential response patterns in the striatum and orbitofrontal cortex to financial reward in humans: a parametric functional magnetic resonance imaging study. *J Neurosci*; 23 (1).

19. Ducci & Goldman (2012). The genetic basis of addictive disorders.
Psych Clin North Am; 35 (2).

Perchè perdiamo la memoria quando sbattiamo la testa?

20. Vakil (2005). The effect of moderate to severe traumatic brain injury (TBI) on different aspects of memory: a selective review. *J Clin Exp Neuropsychol*; 27.

21. Rigon, *et al.* (2019). Procedural memory following moderate-severe traumatic brain injury: group performance and individual differences on the rotary pursuit task. *Front Human Neurosci*; 13 (251).

Cos'è il sonno e perchè ne abbiamo bisogno?

22. Hoevenaar-Blom, *et al.* (2011). Sleep duration and sleep quality in relation to 12-year cardiovascular disease incidence: the MORGEN study. *Sleep*; 34.

23. Musiek & Holtzman (2016). Mechanisms linking circadian clocks, sleep, and neurodegeneration. *Science*; 354 (6315).

24. Carlson & Chiu (2008). The absence of circadian cues during recovery
from sepsis modifies pituitary-adrenocortical function and impairs survival. *Shock*; 29.

25. Mainieri, *et al.* (2020). Are sleep paralysis and false awakenings different from REM sleep and from lucid REM sleep? A spectral EEG analysis. *J Clin Sleep Med*; epub 2020.

Cosa sono i sogni e perchè li facciamo?

26. Hajek & Belcher (1991). Dream of absent-minded transgression: an empirical study of a cognitive withdrawal symptom. *J Abnorm Psychol*; 100 (4).

27. Wamsley & Stickgold (2011). Memory, sleep and dreaming: experiencing consolidation. *Sleep Med Clin*; 6 (1).

28. Stickgold, *et al.* (2000). Replaying the game: hypnagogic images in normal and amnesics. *Science*; 290.

29. Paulson, *et al.* (2017). Dreaming: a gateway to the unconscious? *Annals of the New York Academy of Sciences*; 1406.

30. Nielsen & Stentstrom (2005). What are the memory sources of dreaming? *Nature*; 437 (7063).

31. Levin & Nielsen (2007) Disturbed dreaming posttraumatic stress disorder, and affect distress: A review and neurocognitive model. *Psychol Bull*; 133 (3).

32. Baird, *et al.* (2019). The cognitive neuroscience of lucid dreaming. *Neurosci Biobehav Rev*; 100.

33. Spoormaker & van den Bout (2006). Lucid dreaming treatment for nightmares: a pilot study. *Psychotherapy & Psychosomatics*; 75 (6).

34. Baird, *et al.* (2018). Frequent lucid dreaming associated with increased functional connectivity between frontopolar cortex and temporoparietal association areas. *Scientific Reports*; 8.

35. LaBerge, *et al.* (2018) Pre-sleep treatment with galantamine stimulates lucid dreaming: a double-blind, placebo-controlled, crossover study. *PLoS ONE*; 13.

36. Konkoly, *et al.* (2021). Real-time dialogue between experimenters and dreamers during REM sleep. *Current Biology*; 31.

Le cellule del cervello si possono rigenerare?

37. Moreno-Jiménez, *et al.* (2019). Adult hippocampal neurogenesis is abundant in neurologically healthy subjects and drops sharply in patients with Alzheimer's disease. *Nature Medicine*; 25.

38. Gunnar, *et al.* (2020). Injured adult neurons regress to an embryonic transcriptional growth state. *Nature*; 581 (7806).

39. Reimer, *et al.* (2008). Motor Neuron Regeneration in Adult Zebrafish. *J Neuroscience*; 28 (34).

Come sono codificati I ricordi nel cervello?

40. Wixted, *et al.* (2014). Sparse and distributed coding of episodic memory in neurons of the human hippocampus. *PNAS*; 111 (26).

41. Müller, *et al.* (2017). Hippocampal-caudate nucleus interactions support exceptional memory performance. *Brain Struct Funct*; 223.

Un genio ha un cervello diverso?

42. Goriounova, *et al.* (2018). Large and fast human pyramidal neurons associate with intelligence. *Elife*; 7.

43. Pietschnig, *et al.* (2015). Meta-analysis of association between human brain volume and intelligence differences: How strong are they and what do they mean? *Neuroscience and Behavioural Reviews*; 57.

44. Hilger, *et al.* (2017). Intelligence is associated with the modular structure of intrinsic brain networks. *Scientific Reports*; 7.

45. Catani & Mazzarello. (2019). Leonardo da Vinci: a genius driven to distraction. *Brain*; 142 (6).

Può il cervello essere veramente multitasking?

46. Madore & Wagner (2019). Multicosts of multitasking. *Cerebrum*; 1.

47. Clapp, *et al.* (2011). Deficit in switching between functional brain networks underlies the impact of multitasking on working memory in older adults. *PNAS*; 108 (9170).

Cos'è la depressione e cosa cambia nel cervello?

48. Hasin, *et al.* (2018). Epidemiology of adult DSM-5 major depressive disorder and Its specifiers in the United States. *JAMA Psychiatry*; 75 (4).

49. Davis, *et al.* (2020). Effects of psilocybin-assisted therapy on major depressive disorder. *JAMA Psychiatry*; epub 2020.

50. Stockmeier, *et al.* (2004). Cellular changes in the postmortem hippocampus in major depression. *Biol Psychiatry*; 56 (9).

51. Ménard, *et al.* (2016). Pathogenesis of depression: insights from human and rodent studies. *Neuroscience*; 321.

52. Fang, *et al.* (2020). Chronic unpredictable stress induces depression-related behaviors by suppressing AgRP neuron activity. *Mol Psychiatry*; 1.

53. Lutz, et al. (2017). Association of a history of child abuse with impaired myelination in the anterior cingulate cortex: convergent epigenetic, transcriptional, and morphological evidence. Am J Psychiatry; 174 (12).

54. Sarris, *et al.* (2014). Lifestyle medication for depression. *BMC Psychiatry*; 14 (107).

55. Gujral, *et al.* (2017). Exercise effects on depression: possible neural mechanisms. *Gen Hosp Psychiatry*; 49.

56. Nokia, *et al.* (2016). Physical exercise increases adult hippocampal neurogenesis in male rats provided it is aerobic and sustained. *J Phys*; 594 (7).

57. Ambrosi, *et al.* (2019). Randomized controlled study on the effectiveness of animal-assisted therapy on depression, anxiety, and illness perception in institutionalized elderly. *Psychogeriatrics*; 19 (1).

Cose succede al cervello durante la meditazione? Ci sono reali benefici?

58. Vasudev, *et al.* (2016). A training programme involving automatic self-transcending meditation in late-life depression: preliminary analysis of an ongoing randomised controlled trial. *B J Psych Open*; 2 (2).

59. Kuyken, *et al.* (2015). Effectiveness and cost-effectiveness of mindfulness-based cognitive therapy compared with maintenance antidepressant treatment in the prevention of depressive relapse or recurrence (PREVENT): a randomised controlled trial. *Lancet*; 386 (9988).

60. Goyal, *et al.* (2014). Meditation programs for psychological stress and well-being: a systematic review and meta-analysis. *JAMA Intern Med*; 174 (3).

61. Wielgosz, *et al.* (2019). Mindfulness meditation and psychopathology. *Ann Rev Clin Psychol*; 15.

62. Schlosser, *et al.* (2019). Unpleasant meditation-related experiences in regular meditators: prevalence, predictors, and conceptual considerations. *PLOS One*; 14 (5).

Uomini e donne hanno cervelli diversi?

63. Ingalhalikar, *et al.* (2014). Sex differences in the structural connectome of the human brain. *PNAS*; 111 (2).

64. Zhang, *et al.* (2020). Gender differences are encoded differently in the structure and function of human brain revealed by multimodal MRI. *Front Human Neuro*; 14 (244).

65. Caplan, *et al.* (2017). Do microglia play a role in sex differences in TBI? *J Neuro Research*; 95.

66. Lotze, *et al.* (2019). Novel findings from 2,838 adult brains on sex differences in gray matter brain volume. *Scientific Reports*; 9 (1671).

67. Liutsko, *et al.* (2020). Fine motor precision tasks: sex differences in performance with and without visual guidance across different age groups. *Behav Sci*; 10 (1).

68. Nieuwenhuis, *et al.* (2017). Multi-center MRI prediction models: predicting sex and illness course in first episode psychosis patients. *Neuroimage*; 145 (pt2).

69. Sommer, *et al.* (2008). Sex differences in handedness, asymmetry on the planum temporale and functional language lateralization. *Brain Research*; 1206.

70. McDaniel (2005). Big-brained people are smarter: a meta-analysis of the relationship between in vivo brain volume and intelligence. *Intelligence*; 33 (4).

71. Pietschnig, *et al.* (2015). Meta-analysis of associations between human brain volume and intelligence differences: How strong are they and what do they mean? *Neurosci & Behav Rev*; 57.

Cos'è la coscienza?

72. Hudetz, *et al.* (2015). Dynamic repertoire of intrinsic brain states is reduced in propofol-induced unconsciousness. *Brain Connect*; 5 (1).

73. Libet, *et al.* (1983). Time of conscious intention to act in relation to onset of cerebral activity (readiness-potential). The unconscious initiation of a freely voluntary act. *Brain*; 106 (pt 3).

74. Matsuhashi & Hallet. (2008). The timing of conscious intention to move. *Eur J Neuro*; 28 (11).

CAPITOLO 2: Gli X-Files delle Neuroscienze

1. Enoch & Trethowan (1991). *Uncommon psychiatric syndromes*. (3rd ed), Oxford, Boston; Butterworht-Heinemann.

2. Hirstein & Ramachandran (1997). Capgras syndrome: a novel probe for understanding the neural representation of the identity and familiarity of persons. *Proc Biol Sci*; 264 (1380).

3. Caputo (2010). Strange-face-in-the-mirror-illusion. *Perception*; 39.

4. Caputo (2015). Dissociation and hallucinations in dyads engaged through interpersonal gazing. *Psychiatry Research*; 228.

5. Grossi, *et al.* (2014). Structural connectivity in a single case of progressive prosopagnosia: the role of the right inferior longitudinal fasciculus. *Cortex*; 56.

6. Petrone, *et al.* (2020). Preservation of neurons in an AD 79 vitrified human brain. *PLoS ONE*; 15 (10).

7. Hames, *et al.* (2012). An urge to jump affirms the urge to live: an empirical examination of the high places phenomenon. *Journal of Affective Disorders*; 136.

8. Wang, *et al.* (2019). Transduction of the geomagnetic field as evidence from alpha-band activity in the human brain. *eNeuro*; 6 (2).

9. Weiskrantz, *et al.* (1974). Visual capacity in the hemianopic field following a restricted occipital ablation. *Brain*; 97 (4).

10. Ajina, *et al.* (2020). The superior colliculus and amygdala support evaluation of face trait in blindsight. *Front Neurol*; 11 (769).

11. Linda Rodriguez McRobbie (2017). Total recall: the people who never forget. The Guardian Newspaper; 8 February. https://www.theguardian.com/science/2017/feb/08/total-recall-the-people-who-never-forget.

12. Santangelo, *et al.* (2018). Enhanced brain activity associated with memory access in highly superior autobiographical memory. *PNAS*; 115 (30).

CAPITOLO 3: Il futuro delle neuroscienze

1. Ian Sample (2012). The Guardian Newspaper. Harvard University says it can't afford journal publishers' prices. 24 April. https://www.theguardian.com/science/2012/apr/24/harvard-university-journal-publishers-prices.

2. Anna Fazackerley (2021). The Guardian Newspaper. Price gouging from Covid: student ebooks costing up to 500% more than in print. 29 January. https://www.theguardian.com/education/2021/jan/29/price-gouging-from-covid-student-ebooks-costing-up-to-500-more-than-in-print.

3. de Vries, *et al* (2019). A large-scale standardized physiological survey reveals functional organization of the mouse visual cortex. *Nature Neuroscience*; 23.

4. Wu, *et al.* (2020). Kilohertz two-photon fluorescence microscopy imaging of neural activity in vivo. *Nature Methods*; 17 (3).

5. Weisenburger, *et al.* (2019). Volumetric Ca2+ imaging in the mouse brain using hybrid multiplexed sculpted light microscopy. *Cell*; 177 (4).

6. Gao, *et al.* (2019). Cortical column and whole-brain imaging with molecular contrast and nanoscale resolution. *Science*; 363 (6424).

7. Antonio Regalado (2018).
https://www.technologyreview.com/2018/03/13/144721/a-startup-is-pitching-a-mind-uploading-service-that-is-100-percent-fatal/.

8. White, *et al* (1971). Primate cephalic transplantation: neurogenic separation, vascular association. *Transpl Proc*; 3.

9. Oxley, *et al.* (2020). Motor neuroprosthesis implanted with neurointerventional surgery improves capacity for activities of daily living tasks in severe paralysis: first in-human experience. *J Neurointervent Surg.*

10. Kangassalo, *et al.* (2020). Neuroadaptive modelling for generating images matching perceptual categories. *Scientific Reports*; 10.

11. Jiang, *et al.* (2019). BrainNet: A multi-person brain-to-brain interface for direct collaboration between brains. *Scientific Reports*; 9 (6115).

12. Chiaradia & Lancaster (2020). Brain organoids for the study of human neurobiology at the interface of in vitro and in vivo. *Nature Neuroscience*; 23.

13. Kim, *et al.* (2015). A 3D human neural cell culture system for modelling Alzheimer's disease. *Nat Protoc*; 10 (7).

14. Cairns, *et al* (2020). A 3D human brain-like tissue model of herpes-induced Alzheimer's disease. *Science Advances*; 6.

15. Todhunter, *et al.* (2015). Programmed synthesis of three-dimensional tissues. *Nature Methods*; 12 (10).

16. Food and Drug Administration November 6, 2020:
https://www.fda.gov/advisory- committees/advisory-committee-calendar/november-6-2020-meeting-peripheral-and-central-nervous-system-drugs-advisory-committee-meeting.

17. Jinek, *et al.* (2012). A programmable dual-RNA–guided DNA endonuclease in adaptive bacterial immunity. *Science*; 337.

18. Barrangou, *et al.* (2016). Applications of CRISPR technologies in research and beyond. *Nat Biotechnol*; 34.

19. Sanders, *et al* (2014). LRRK2 mutations cause mitochondrial DNA damage in ipsc-derived neural cells from parkinson's disease patients: reversal by gene correction. *Neurobiol Dis*; 62.

20. Jonsson, *et al.* (2012). A Mutation in APP protects against Alzheimer's disease and age-related cognitive decline. *Nature*; 488.

21. Firth, *et al.* (2015). Functional gene correction for cystic fibrosis in lung epithelial cells generated from patient iPSCs. *Cell Rep*; 12 (9).

22. Osborn, *et al.* Fanconi anemia gene editing by the CRISPR/Cas9 system. *Human Gene Therapy*; 26.

23. Fan, *et al.* (2018). The role of gene editing in neurodegenerative disease.

Cell Transplant; 27 (3).

24. Sermer & Brentjens (2019). CAR T-cell therapy: full speed ahead. *Hematol Oncol*; 37 (supp 1).

25. Ma, *et al.* (2017). Corrections of a pathogenic gene mutation in human embryos. *Nature*; 548.

26. Ewen Callaway (2018). Did CRISPR really fix a genetic mutation in these human embryos? 08 Aug. Nature: https://www.nature.com/articles/d41586-018-05915-2.

27. Allen, *et al.* (2018). Predicting the mutations generated by repair of Cas9-induced double-strand breaks. *Nature Biotechnology*; 37

28. Campa, *et al* (2019). Multiplexed genome engineering by Cas12a and CRISPR arrays encoded on single transcripts. *Nature Methods*; 16

29. Basil Leaf Technologies. December 21 2020. www.basilleaftech.com/dxter.

30. Pais-Vieira, *et al.* (2013). A Brain-to-brain interface for real-time sharing of sensorimotor information. *Scientific Reports*; 3 (1319).

31. Onestak, D.M. (1997). The effect of visuo-motor behavior rehearsal (VMBR) and videotaped modelling on the free-throw performance of intercollegiate athletes. *Journal of Sport Behavior*; 1.

32. Ranganathan, *et al.* (2004). From mental power to muscle power – gaining strength by using the mind. *Neuropsychologia*; 42.

33. Hampson, *et al.* (2018). Developing a hippocampal neural prosthetic to facilitate human memory encoding and recall. *J Neural Eng*; 15 (3).

CAPITOLO 4: Giù nella tana del bianconiglio

1. U.S. Department of Education. Nov 2019. https://www.ed.gov/news/press-releases/us-department-education-advances-trump-administrations-stem-investment-priorities.

2. Med Reps. 2019. 2019 9th annual medical sales salary report. https://www.medreps.com/medical-sales-careers/2019-medical-sales-salary-report.

3. Office for national statistics. (2020). Research and development expenditure by the UK government. https://www.ons.gov.uk/economy/governmentpublicsectorandtaxes/research anddevelopmentexpenditure/bulletins/ukgovernmentexpenditureonscienceen gineeringandtechnology/2018.

4. Wouters, *et al.* (2020). Estimated research and development investment needed to bring a new medicine to market, 2009-2018. *JAMA*; 323 (9).

CAPITOLO 5: Donne in STEM

Una neuroscienziata a Londra, cosa succede se sei una donna by Jodi Barnard

1. Minello. (2020). The pandemic and the female academic. *Nature*; 17.

2. Viglione. (2020). Are women publishing less during the pandemic? Here's what the data say. *Nature*; 581 (7809).

EXTRA

Immagine per il paragrafo su Phineas Gage

Dalla collezione di Jack and Beverly Wilgus, e ora esposta al Warren Anatomical Museum, Harvard Medical School.

Ma ciao.

Ce l'hai fatta fino alla fine del libro, incluse tutte le referenze!

Fantastico. Grazie per aver letto tutto.

Ma ora è davvero finita.

O aspetta..........

No no è proprio finita.